CIVIC CENTER

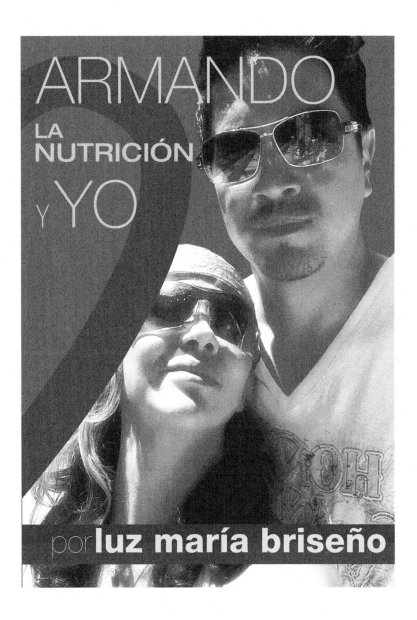

ARMANDO
LA
NUTRICIÓN
Y YO

por luz maría briseño

Título: Armando, La Nutrición y Yo
Autor: Luz María Briseño
Diseño: Rodrigo Navarro

Publisher:
Lightning Source Inc. (US)
1246 Heil Quaker Blvd.
La Vergne, TN 37086
USA

LUZ MARÍA BRISEÑO, CNC
ARMANDO, LA NUTRICIÓN Y YO
ISBN: 978-0-692-44115-2

Primera Edición

DEDICATORIA

Indescriptible es el sentir de un amor, el verdadero amor que nunca ha de venir, que nunca volverá a existir. El verdadero amor que fue y que no volverá a ser.

Este mi tercer libro, está dedicado a ti, al amor de mi vida, Armando Villanueva. El hombre con quien pensé iba a envejecer y a disfrutar su compañía hasta el último aliento de mi vida. Cuando me enamore de ti, nunca pensé que alguien, o que yo, pudiese amar tan intensa y verdaderamente a alguien, pero todo ocurrió porque eras tú.

Este libro está escrito con lágrimas de dolor y de alegría. El dolor de no poderte ver o tener físicamente, pero con la alegría de haberte conocido y amado de la única forma que se puede amar al hombre más excepcional y hermoso del mundo. Armando, tú fuiste quien pulió mi corazón y me ayudo a descubrir lo que había verdaderamente dentro de mí. El único hombre que me amo incondicionalmente y quien nunca vio defectos en mí. Quien se enamoró locamente de mí, porque puedo decir que Armando estaba locamente enamorado de mí como yo de él. La tristeza siempre vivirá, como tú vives en mí, pero la esperanza de volvernos a encontrar, me mantiene con la felicidad necesaria para seguir adelante y lograr mi cometido..., ayudar a otras personas a mantenerse fuertes, a pesar de lo sucedido.

Descansa en Paz Amor.

Gracias a mis suegros Yolanda y Rey Villanueva por haber traído a este mundo a un verdadero ángel humano. Gracias a ti mi radio escucha y lector por tu cariño incondicional a mí y a mi show de nutrición.

ÍNDICE

ARMANDO, LA NUTRICIÓN Y YO

Armando - Una Historia Verdadera De Amor | Modulo I

Armando...11

La Nutrición | Modulo II

Bonos De La Nutrición...57

Peri-Menopausia..63

Nutrición Requerida Para La Peri-Menopausia.............71

Obesidad Entre Hispanos...75

Ejercicio y Nutrición, Combinación Perfecta Para Bajar De Peso
....79

Lo Que Debes Saber Sobre El Cerebro.......................................83

Como Cambiar Tu Forma Negativa De Pensar Por Una Positi-
va..89

Alimentación Sana Para El Cerebro..97

Yo | Modulo III

Así Es Como Cocino...101

Reglas Del Metabolismo | Horarios de Comidas..........................103

7 Ideas Para Cocinar Pollo
Así Es Como Yo Cocino El Pollo..107

7 Ideas Para Cocinar Pescado
Así Es Como Yo Cocino El Pescado..119

7 Ideas Para Cocinar Las Claras De Huevo
Así Es Como Yo Cocino Las Claras..131

Fotos de Instagram..143

Como Agregar Más Vegetales y Proteína Vegetal a Tus Alimentos..155

Los Licuados De Vegetales Son Curativos..............................175

Las Preguntas Más Frecuentes De Mis Radioescuchas............181

Estancamiento En La Pérdida De Peso....................................193

Que Vitaminas Tomar Para Diferentes Enfermedades............199

Crazy Beauty de Luz María Briseño..221

Agradecimientos..223

ARMANDO

MODULO I

UNA HISTORIA VERDADERA DE AMOR

Del sofá de la sala... subo a mi oficina, regreso al piso de abajo, voy a la cocina, regreso al segundo piso. Entro y salgo de mi recamara, camino de un lado hacia otro, prendo y apago mi computadora, al igual la televisión y el dolor sigue ahí. Enciendo veladoras y grito de frustración y coraje, el dolor me domina y no encuentro ni la luz ni paz en esta obscuridad.

Hoy por primera vez en más de 8 meses después de no haber podido sonreír, logré llorar. Creo haber encontrado el camino que el destino me ha reservado para continuar con mi misión, dejar de sentir lastima por mí misma y ayu dar a otros a encontrar su camino. El amor incondicional de Armando me dejo las herramientas necesarias para continuar transformando mi niñez miserable y negativa por un futuro más completo y positivo. La esperanza en mi reapareció.

El 30 de abril del año 2012, dos oficiales del departamento de la policía de Los Ángeles, CA tocaron mi puerta como a las 9:00 de la noche, misma hora en la cual mi mundo se derrumbó, mis deseos de vivir se desaparecieron, hora en la cual desee la muerte para reunirme con él. Mi corazón exploto en mil pedazos y mis entrañas se hicieron añicos, causando un interminable dolor. ¿Cómo sería posible vivir sin corazón? ¡Que fatalidad!, ¡que noticia tan injusta y cruel! La noticia más terrible de mi vida, dolor más intenso que los golpes de mi propia madre que solían dejarme sangrando y deshecha en el piso. Yo hubiera dado mi vida por Armando, porque él vivía para mí.

Yo no le tengo miedo a la muerte, pero hoy por fin descubrí que aún no quiero morir, no estoy lista para morir. Aún tengo mucho que hacer y muchas vidas que transformar. Por eso, estoy lista para cambiar mi dolor por un propósito valido que me proporcione un poco de paz y algo de felicidad. Armando me dejo las herramientas para ser feliz y para llenar el vacío que el mismo dejo con las mejores enseñanzas que alguien te puede proporcionar, el ejemplo. Debo cambiar mis lágrimas de tristeza por lágrimas de agradecimiento; agradecimiento a Dios y a la vida por haberme permitido conocer a un ser humano como él.

En la soledad de mi habitación, cierro los ojos y te puedo ver, te puedo sentir y tú aliento percibir. Abro mi mente y la hecho a volar imaginando que estas aquí.

Como me gustaría que el mundo entero supiera que si existe el amor a primera vista y que hay seres humanos extraordinarios. En este momento me encuentro en el cuarto de un hotel donde me hospede para pensar en ti y escribir alunas de nuestras vivencias para que todos mis lectores conozcan el ser maravilloso que fuiste.

Son las 3:44 PM en un día lluvioso y gris. En mis ojos también hay lluvia y mi alma se siente gris. A través de la ventana veo arboles enormes vivos, vivos como tu recuerdo. Precisamente en este momento recuerdo cuando cada viernes de recién que nos conocimos, ansiosamente esperaba que fueran las 7 de la noche para que pasaras por mí, porque cada fin de semana salíamos a cenar. Uno de nuestros lugares favoritos era el Sunset Plaza de West Hollywood, donde podíamos elegir comida francesa, italiana o sushi.

Armando amaba la comida, no, no, Armando amaba todo, bañarse, arreglarse meticulosamente el cabello, sonreír, escuchar, y no digamos conducir y comer. Amaba la comida mexicana, especialmente las carnitas y el mole poblano, se escondía de mi para comer "Ding Dongs", hamburguesas de "In & Out", y sándwiches de "PBJ" como él les llamaba a los sándwiches de crema de cacahuate y mermelada. Para el no existía la depresión o la ansiedad, él era una persona por naturaleza hermoso por dentro y por fuera, inteligente, amable, compasivo, tolerante, lleno de sueños, feliz y locamente enamorado de mí. Lo interesantemente curioso o extraño era que casi nunca discutíamos, y cuando lo hacíamos nunca nos enojábamos por horas. Pero creo que todo sucedió desde una ocasión en la que estábamos discutiendo por algo insignificante, cuando con sus enormes ojos se para frente a mi (imagínate, el media 6.4 pies de estatura y yo solo 5.4, y lo más cómico fue que ese día yo andaba descalza y junto a él, parecía un llavero), parado frente a mí me dice, "hey LMB", ¿crees que todo gira a tu alrededor, que todo es por ti y para ti? Yo tan pequeña e indefensa me le acerco de puntitas a la cara y le digo, ¿Cuántos meses tenemos viviendo juntos?, me contesta, ¿y esto que tiene que ver con lo que estamos hablando?, le conteste, Tenemos alrededor de 3 meses viviendo juntos, ¿y aun no te has dado cuenta que todo gira alrededor mío, que todo es sobre mí? Yo le dije esto de una forma seria, no estaba jugando, cuando de repente mi hermoso Armando suelta la risa y dice "Oh My God, ¡you are a b*%@#!", pero así te amo. Desde entonces, jamás discutíamos, excepto por lo del auto.

Antes de platicar nuestras vivencias dentro del auto, quiero compartir algo contigo, lo que causo que yo deseara vivir con el como nunca tuve interés por nadie, aunque teníamos solo unos cuantos meses saliendo y conociéndonos. Armando era sumamente romántico y apasionado, pero lo que más me gustaba de nuestra relación era que podíamos hablar por horas sin contradecirnos o sin tomar nada personal. Compaginábamos perfectamente a pesar de ser tan diferentes. Él era como el día, fabuloso y brillante como el sol, y yo era como la noche, con sombras y misticismos. Porque aunque no para de hablar de mi show de radio, en mi vida personal soy lo opuesto, hablo poco pero escucho con mucha atención. Él era tranquilo, yo aprehensiva, el perdonaba fácilmente, y yo no muy fácilmente. El no desconfiaba solo por desconfiar, yo sí. Éramos como el "ying y el yang". Lo interesante de todo esto es que dentro de la ciencia de la numerología, a ambos nos representaba el número 7. Por eso, cuando descubrí esto, que fue después de su muerte, también descubrí que fuimos y seremos almas gemelas. Por eso ahora puedo entender por qué después de casi 3 años, me ha sido tan difícil dejarlo ir. Soy egoísta, pero todos somos egoístas de diferentes formas y bajo ciertas circunstancias.

Los detalles que tenía Armando hacia mi eran constantes y fabulosos. Cuando de repente yo tomaba mi bolsa, encontraba un sobre con una notita de Amor en la que me decía que yo era su todo, su vida, que me amaba y que por siempre estaríamos juntos.

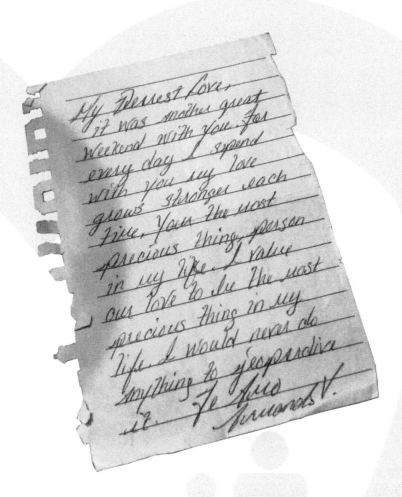

Mi más querido Amor, fue otro gran fin de semana contigo. A través de cada día que paso contigo mi Amor crece más fuerte. Eres la cosa (persona) en mi vida. Valoro nuestro Amor que es la cosa más preciosa en mi vida. Nunca haría algo que lo perjudique.

Te Amo – Armando V.

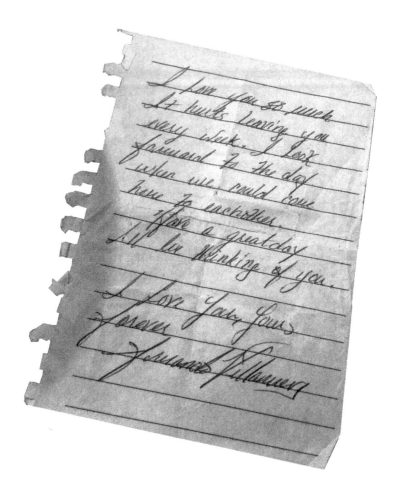

Te quiero tanto... me duele dejarte cada semana. No puedo esperar a que llegue el día cuando podremos llegar a casa para estar juntos.

Que tengas un gran día. Estaré pensando en ti.

Te Amo, tuyo para siempre – Armando Villanueva

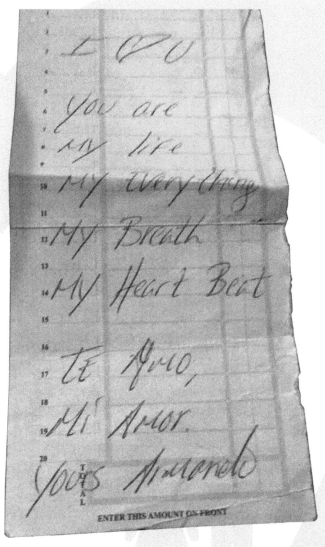

Te Quiero.

Eres mi vida, mi todo, mi respiración, mi palpitar.

Te Amo, mi Amor – Tuyo - Armando

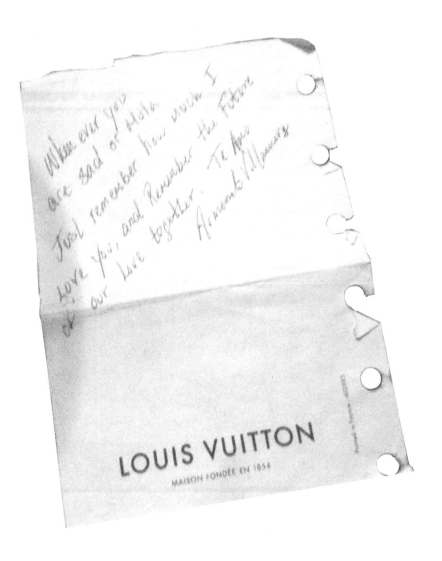

Cuando te encuentras triste o "mula"..., solo recuerda cuanto te quiero, y recuerda nuestra vida futura juntos.

Te Amo – Armando Villanueva

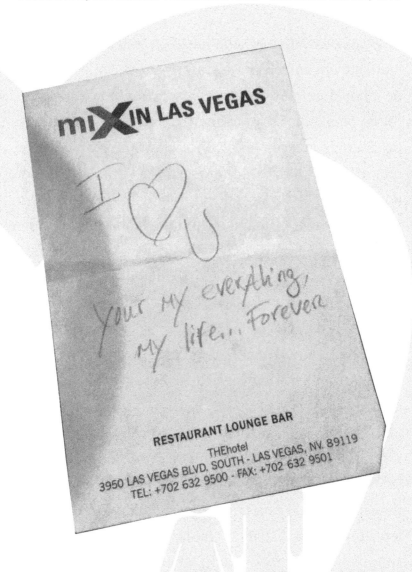

Te quiero mucho. Eres mi todo, mi vida...

Para siempre.

En otras ocasiones cuando me iba a trabaja los lunes por la mañana, encontraba en el parabrisas de mi auto, una nota de amor donde expresaba su tristeza por separarnos cada fin de semana. Hasta cuando viajábamos, mientras esperábamos la comida en algún restaurante, si yo me levantaba para ir al baño, el aprovechaba para escribirme otra notita en cualquier hoja de papel o toalla de papel. Siempre recordándome lo enamorado que estaba de mí. Por este amor que me tenía, en lugar de venir a verme los fines de semana, empezó a manejar todos los días después de salir de trabajar y se regresaba a su casa a media noche. Por meses que estuvo haciendo esto, el gasto cientos de dólares en gasolina que antes no tenía que invertir, solo por venir a verme. A su misma vez en este entonces fue como yo me di cuenta que con él no me aburría, que no me cansaba de verlo todos los días. Hasta que un día él me dijo que le gustaría que nos mudáramos y viviéramos juntos. Ya que yo soy un ser muy claro y directo, le dije "Oh No", yo no voy a moverme de mi casas, menos irme a vivir a tu ciudad tan lejos (él vivía a más de 45 millas de retirado, y con tráfico, como 2 horas de mi ciudad), tener que madrugar para viajar todos los días a Hollywood, oooh no. Entonces, se me ocurrió invitarle a vivir conmigo. Mi hermoso Armando sin tomar nada personal, me dice OK., ¿cuándo?

Ni siquiera cuando nos estábamos ajustando y conociendo nuestros hábitos y costumbres, cuando nos mudamos a vivir juntos, no discutíamos por nada. No era por lo que sucede tan comúnmente en la mayoría de relaciones, que todo es miel los primeros 8 meses. Con Armando fue diferente, lo sé porque lo viví. Antes de él llegue a tener novios con los que al principio de la relación, les peleaba y tenía desacuerdo, inclusive, me molestaban muchas cosas de sus personalidades. Por eso nunca viví con nadie después de mi divorcio con el papa de mi hijo Mateo. Pero esas discusiones que nunca teníamos Armando y yo en casa o cuando salíamos, surgían en el lugar menos esperado, dentro del auto.

Cuando Armando se sentaba tras del volante, él ni siguiera se daba cuenta de la expresión de su cara, se transformaba en un hombre diferente. En verdad que yo soy un "drama total", en una ocasión el conducía súper riesgoso y mientras esperábamos que cambiara el semáforo de la intersección a verde, note que había un carro al lado nuestro y Armando listo para jugarle a las carreras, le dije, ni se te ocurra. Me dijo, ¿que, ja, ja, ja, como supiste? Le dije, ¡te conozco! Él se quejaba mucho de que yo lo atormentaba cuando conducía, porque siempre estaba diciéndole, "baby, no manejes así, de verdad me da miedo". Él decía, "baby, no estoy mane jando mal, mira, voy a 35 millas por hora, le decía, "si, pero cuando despegas el auto, subes a esas 35 millas por hora en solo 3 segundos".

Cuando íbamos a Las Vegas era diferente porque me prometía no ir rebasando autos, ni conduciendo a más de 80 millas por hora, casi siempre lo cumplía. A demás, cuando íbamos conduciendo en esos viajes de 4 horas, platicábamos de todo, nos reíamos, cantábamos, bueno el cantaba, porque cuando yo lo hacía, me decía, cállate nen, cállate. El hasta bailaba de una forma bien chistosa, pero solo bailaba con la música de una canción, producida por el ruido de una caja registradora y el ruido de muchas monedas, pero solo lo hacía para hacerme reír. En esos viajes teníamos música especial, la cual ahora yo escucho todo el tiempo en mi auto, y aunque ya no manejo para visitar la ciudad de Las Vegas, disfruto mucho escucharla porque es como si él estuviera ahí conmigo.

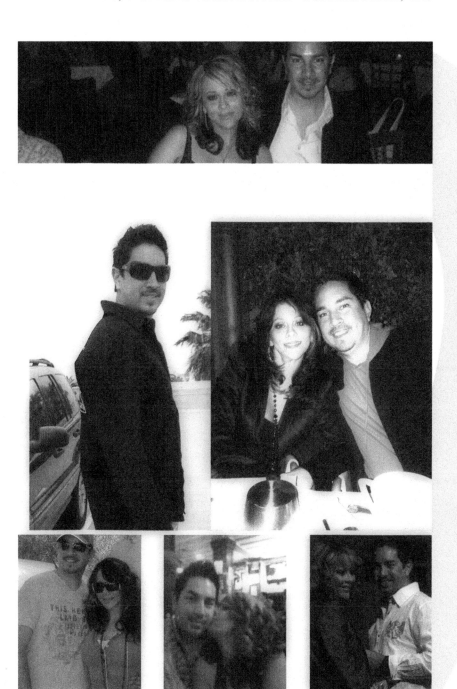

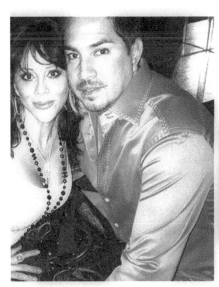

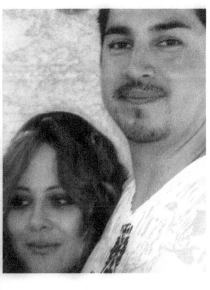

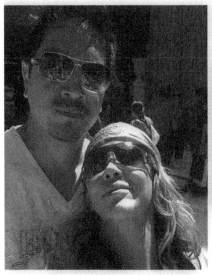

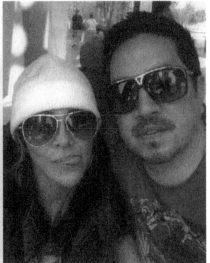

Cuando llegábamos a Las Vegas, lo primero que hacíamos era ir a comer, luego yo me iba a mis áreas favoritas para apostar y el me acompañaba por unas cuantas horas, luego se iba al cuarto a ver televisión. Después de un rato bajaba y fácilmente me encontraba, él sabía perfectamente donde encontrarme. De repente se me acercaba, y el sin saber ya lo había visto, me decía al oído que le gustaría conocerme e invitarme a bailar. Después de reírnos me decía con una voz entre confesión y reto, "baby, te estoy espiando, yo te espió siempre cuando venimos a Las Vegas", y se echaba a reír. Yo solo le decía, "está bien baby, no tengo nada que esconder, yo me porto bien". Luego ya de una forma normal me decía que venía a checar que todo estuviera bien y que no hubiera peligro a mí alrededor porque según él, yo era o soy medio distraída y más cuando estoy jugando. En una ocasión me dijo Armando que estando el sentado algo retirado de mí, se fijó que un fulano medio tomado se me había acercado a mí y se miraba que tenía la intención de hablar conmigo. Armando pensó que quizá tendría que interferir, pero no hubo necesidad. En ocasiones cuando Armando quería ir a comer y yo no quería dejar de jugar, él se iba a comer solo y cuando regresaba me decía, "nen", me comí un steak gigante con una papa horneada, y no comí vegetales nen". Yo le preguntaba, "¿a mí no me trajiste algo de comer? Él me contestaba, "por supuesto que no, eso te pasa por no dejar de jugar". Luego se sentía culpable y se iba a buscarme una ensalada; súper encantador mi nen Armando.

Cuando íbamos a Las Vegas a ver las peleas de UFC (deporte de artes marciales mixtas), el cual no parece deporte porque los peleadores terminan sangrados o lesionados. Armando se emocionaba porque le apasionaba este deporte. Me decía en el camino, "nen, nen...", y yo le contestaba, "¿qué paso?", y el solo seguía diciéndome continuamente, "nen, nen...", hasta que yo le decía, "ya cállate nen", y luego me decía de nuevo "nen, nen, estoy siendo compulsivo nen, estoy siendo compulsivo nen". La palabra nen significa nena y nene; Armando se inventó esa palabra así como muchas más. Cuando le pregunte qué porque me decía nen, me dijo, "oh, nen es nena pero en forma abreviada". Pequeñas cosas como esta hacían la diferencia a lo largo del día.

Nuestra relación era tan diferente a la relación que tuve en el pasado con otros hombres. Armando logro sacar de mi personalidad lo mejor de mí. Yo no podía creer que alguien con mi carácter tan fuerte y siendo una mujer que siempre amo la soledad, pudiera disfrutar como nunca en la vida, vivir y compartir con alguien por más de 4 años... sin deteriorarse la relación, la pasión, las conversaciones, pero sobre todo, sin deteriorarse el amor y nuestra amistad. En la casa, cuando los dos limpiábamos, los dos nos poníamos de malas y los dos nos regañábamos. En estos momentos cundo de repente chocábamos nos veíamos la cara de mal humor y soltábamos la risa, pero solo por un momento. No era hasta que terminábamos de limpiar que nos regresaba la felicidad.

Cuando por cuestiones de economía Armando perdió su trabajo, yo me deprimí más que él. Por su puesto que esta situación le debió haber estresado, pero él me decía, "no te preocupes nen, Kevin, Claudio (sus mejores amigos) y yo, ya estamos listos para empezar nuestra propia compañía con nuestros propios proyectos. El trabajo de mi baby era programador de audio y video en "Night Clubs", Casinos, Iglesias y cualquier lugar donde tenían varias pantallas de televisión conectadas a un mismo sistema. Nada derrotaba a Armando, era muy positivo, optimista y súper trabajador. Tuve la oportunidad de verlo trabajar hasta las 2 o 3 de la madrugada cuando él me invitaba en días de trabajo cuando le tocaba trabajar en los casinos. Así como yo lo invitaba a todos mis eventos y seminarios, a él también le gustaba que fuera con él a ciertos lugares donde fuera posible.

En cuestión alimenticia, oh yes, a mi baby le gustaba, no...,
le encantaba mi forma de cocinar, sobre todo se sorprendía
lo rápida que era para hacerlo y como preparaba cazuelas
grandes de comida sin haber casi alimentos en el refrig-
erador. Siempre me preguntaba, "¿de dónde sacas tanta
comida?". Me preguntaba esto porque él veía mi refrigera-
dor casi vacío, un chile pimiento, unos cuantos champiñones, una o dos papas pequeñas, la mitad de una lechuga, un
pepino, unas cuantas tortillas, claras de huevo y en el con-
gelador 1 o 2 pechugas de pollo, y en las alacenas no había
casi nada, si acaso especias, avena y una bolsa de garbanzo;
pero una vez que cocinas todo esto y agregas ajo y cebolla,
además de que sale suficiente comida para dos, queda delicioso y súper nutritivo. Bueno, el me pidió que nunca le
contara a su familia las ocurrencias que tenía solo para hacerme reír, pero nunca me pidió que no las publicara en este
libro. A demás no voy a contar nada que no deba ser con-
tado, pero todas sus ocurrencias eran súper chistosas y es
necesario que los hombres sepan que a las mujeres nos en-
cantan estos detallitos tan pequeños pero tan significativos
en una relación. Claro, hay que estar súper enamorados
para que él pueda atreverse a hacer estas cosas y ella para
disfrutarlas. En una ocasión estaba cocinando y de repente
entra a la cocina en puro calzón y con sus manos en la cara
estirando las orejas y la expresión de su cara como si fuera

changuito. Yo he querido imitar esa expresión y a mí no me queda, es más, yo no la sé hacer. En otras ocasiones, mientras yo sentada en el sofá, en el primer piso, trabajando en mi computadora o viendo las noticias en la televisión, sin aviso alguno, literalmente sin nada... Armando bajaba del segundo piso completamente desnudo corriendo con pasos de gigante. Corría alrededor de la mesa de centro de la sala y subía como relámpago de nuevo al segundo piso. Por supuesto que yo quería darle una nalgada a su trasero perfecto, y aunque corría tras de él, nunca lo alcanzaba y para cuando yo llegaba al cuarto él ya había cerrado la puerta del baño. En una ocasión, me pregunto que si a mí no me molestaban sus ocurrencias o payasadas y le dije que no, que me encantaban. Me preguntaba que si él no se me hacía menos guapo por ser tan payaso... ja, ja, ja... se me hiso curioso que me haya preguntado eso. Por supuesto que no, le conteste... ahora te me haces más guapo e interesante. Regresando a lo antes comentado, debes de amar a tu pareja para poder disfrutar las cosas que te hagan. Yo mantengo vivo nuestro amor a través de su recuerdo y aun digo en voz alta su nombre y cada noche justo afuera de mi balcón desde el segundo piso miro esa estrella... es algo increíble pero cierto... esa estrella brillante siempre está ahí cada noche justo enfrente del balcón de mi habitación, en el mismo lugar.

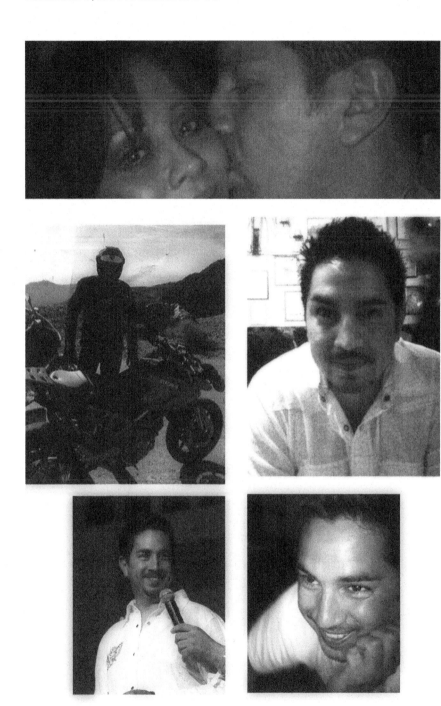

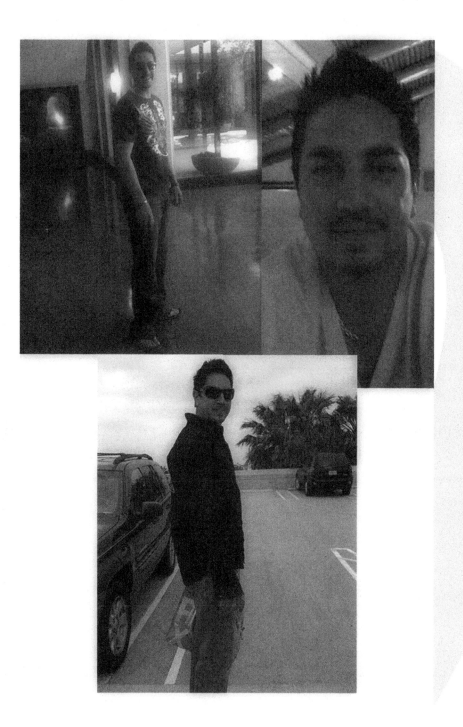

A veces es difícil creer ciertas cosas, pero quizás de verdad pasan por algo. Al segundo día después de que mi Armando falleció, en el momento que iba yo bajando del segundo piso, escuche música procedente de una de mis tabletas, Kevin y "Big Mike" también la escucharon. En ese momento me dirigí al lugar donde estaba la tableta y la revise... nadie había tocado esta tableta y nunca la había usado para escuchar música. Me asombro que la canción que comenzó a tocar fuera una que pareciera que fuera un mensaje para mí. Por lo general, para tocar música en una tableta, primero hay que entrar una clave para activarla, mi tableta requería de una clave. Después de entrar la clave, necesitaría buscar la aplicación de música y elegir la canción que quisiera escuchar. Esta tableta, la cual nunca usaba para escuchar música de repente empezó a tocar "Si Tu No Vuelves" de Miguel Bose, pero no empezó a tocar desde el principio de la canción, sino que desde la estrofa que dice: "y cada noche vendrá una estrella a hacerme compañía, que te cuente como estoy y sepas lo que hay, dime amor, amor, estoy aquí no ves, si no vuelves no habrá vida, no sé qué hare". A partir de ese día, cada noche busco esa estrella, y aunque parezca raro, ahí está... y diario me pregunto cómo le hare para seguir sin él. ¿Cómo es posible vivir con tanto dolor?

Yo estoy agradecida con Dios y con la vida por haberme dado la oportunidad de conocer el verdadero amor y por haberlo disfrutado aunque haya sido por tan poco tiempo. Todos tenemos cicatrices emocionales que nos marcan la vida, pero tenemos que aceptarlas y continuar luchando por estar lo mejor posible dentro de las circunstancias. Todos tenemos un propósito en esta vida y lo tenemos que llevar a cabo al identificarlo. No sé si Armando identifico su propósito, pero yo creo saber cuál era. Su propósito en esta vida fue ayudar a otros a lograr sus metas a través de la luz que irradiaba cada momento a través de su sonrisa. En ocasiones uno se hace ideas por tal de sobrevivir, yo llegue a pensar que Armando fue el regalo de Dios para compensar todo el sufrimiento de mi infancia y adolescencia. Es como si Armando tenía como misión ponerme en balance emocional para estar bien y ayudar a otros que también han sufrido o están sufriendo y que necesitan ayuda de una persona que ya paso por tantas experiencias terribles en su vida.

Agradezco a Dios que haya puesto en mi camino a un hombre tan compasivo como él. Por Armando hice algo que debí haber hecho hace mucho tiempo pero que no conocía; me refiero a salvar vidas de perritos y gatitos. Armando creció amando a todo y a todos y siempre con perritos a su alrededor. Cuando vivíamos juntos a mediados del año 2008 fuimos a un albergue de perritos y yo no quería entrar porque yo imaginaba lo difícil que sería ver el sufrimiento de estos animalitos abandonados y no deseados por nadie, tal y como yo me sentí toda mi vida. Casi a la fuerza por fin me llevo y solo pude estar dentro del lugar un par de minutos. Me salí y me senté dentro del auto a llorar y a esperar a Armando. Cuando el regreso me pregunto qué porque lloraba... no quise hablar y le dije que luego le decía. Todo el camino a casa estuve pensando sobre que podía hacer en lugar de llorar, y se me ocurrió llamar a varias organizaciones no lucrativas y donar una cantidad mensual para ayudar a mantener con vida por más tiempo a estos animalitos (perritos y gatitos) en los albergues, con la esperanza de que alguien los rescate. También decidí organizar eventos con mis radioescuchas para encontrar hogar a estas mascotas y pagar por sus adopciones.

Desde entonces hasta la fecha lo sigo haciendo, pero aun siento que no es suficiente, ya que cada día matan a más de 27,000 perritos y gatitos que nadie rescata en albergues de este país. Aún más triste es saber que por cada perrito o gatito a quien le encontramos hogar, 7 o más llegan a los albergues. Mucha gente solo tiene mascotas por tenerlas, sin pensar en lo importante que es esterilizarlas para que no continúe esta matanza. También es importante que la gente deje de comprar perritos en las tiendas de animales porque en la mayoría de estos lugares tienen perritos procedentes de lugares donde se dedican a forzar a los perritos a procrear una y otra vez hasta que ya no pueden más y mueren de abuso. Este tipo de perritos nacen enfermos y con muchos problemas de salud, pero la gente muchas veces no lo sabe o no les importa. Lo que quieren es cierto tipo de perro para tenerlos en sus patios abandonados, solo para que cuiden sus hogares, y otros solo por tener un perrito súper pequeño y único, diferente a todos. Es tiempo de pasar la voz y hacer conciencia. Los perritos no pueden trabajar para alimentarse, y también como todo ser viviente, necesitan de atención, ejercicio y amor.

Gracias a mi Armando por todo ese amor que siempre tuvo por los animalitos, porque gracias a ello tengo el amor incondicional de Bella y Luna. Armando trataba y conocía a tanta gente que primero vino y me dijo, "baby, ¿me están regalando una perrita, la puedo aceptar?", y acepte. Luego vino un año más tarde y me dijo, "baby, me están regalando otra perrita, por favor acéptala porque Bella necesita una compañera, por favor, por favor..." y acepte. Ahora son mi alegría, mis compañeras, mis nenas... las perritas que Armando me regalo.

Cada día, a cada instante de mi vida, Armando está presente. En Cada rincón de mi casa existen recuerdos de él. En el auto, rumbo a mi trabajo, por lo general cada día me llamaba para ver si ya había llegado a la radio, y alrededor de las 2 de la tarde me preguntaba en un mensaje de texto, "¿ya vienes a la casa?"... le urgía saber si pronto estaría en casa para darme mi beso. Armando nunca dejaba a las nenas solas, siempre esperaba a que llegara antes de irse a pasear en so motocicleta. Era su costumbre tomarse un descanso de trabajar a las 3:00 PM para ir a Mulholland Drive. En cada de mi vida está presente. Cuando viajo a otros estados, llego al hotel a llorar y hasta a veces en el avión derramo lagrimas porque ya no está conmigo, porque lo extraño y es difícil viajar sola, sin él. En mi casa, en cada rincón hay un recuerdo de él, y no lo puedo ignorar. Es dolor..., es dolor verdadero, y lo extraño como nunca imagine que se pudiese extrañar a alguien. Sin embargo, estoy bien. No quiero que nadie sienta lastima por mi cuando comparto este dolor. Este dolor vale la pena porque su amor valió la pena. Yo estoy bien y sé que voy a estar bien.

Debido a que aún no es tiempo de reunirme con mi Armando, debo aprovechar al máximo cada momento de mi existencia para transforma otras vidas, porque en el fondo sé que este es mi destino. Estoy convencida que Dios me re galo este don; el don de la integridad y el deseo intenso de ayudar a otros, no solo con mi pasión por la nutrición, sino con lo que he aprendido a través del sufrimiento y la soledad. No quiero arrepentirme de ver pasar la vida, sin por lo menos intentar desprenderme de mi propia miseria para ayudar a quienes verdaderamente necesitan la inspiración.

He decidido utilizar las herramientas que mi Armando me dejo y vivir como él vivió. Armando vivió plenamente con agradecimiento a la vida, al ser superior y a lo que si tenía, en lugar de ver lo que le faltaba. El oraba por todos y cada uno de sus seres queridos, pero me consta que especialmente el oraba por mí. Armando rezaba y lloraba por mí, estaba siempre conmigo y para mí. Armando me entendía y nunca me juzgaba ni criticaba, por el contrario, tal y con todos mis defectos me aceptaba y cada día más su amor me demostraba. Después de mi hijo, Armando fue el regalo más hermoso que el creador me dio para mitigar mi sufrimiento y el desamor de mi niñez. Junto a Armando, ningún problema era mayor, todo parecía fácil de solucionar y todo tenía un por qué y su razón de ser.

Todo esto maravilloso que con mi Armando viví y experimente, desapareció ese mismo 30 de Abril cuando se me notificó que Armando había tenido un accidente en su motocicleta del cual desafortunadamente no había sobrevivi do. ¡No lo podía creer!, ¡por meses no lo he podido creer! ¿Cómo es posible que un ser humano tan indispensable como Armando lo fuera para mí, se tuviera que ir? ¿Y yo, y su familia, y sus amigos a quienes él quería como hermanos..., que? Todo parecía irreal, tan injusto y tan cruel. Al siguiente día de su partida, no solo sus papas, hermanas, sobrinas, sobrinos y abuelos estaban en mi casa, sino gente que igualmente no conocía y a quienes quería inmediatamente fuera de mi casa y lejos de mí. Fue un tormento injusto e inexplicable tener que compartir con otros mi perdida y mi dolor. No estaba acostumbrada a tener una familia y no sabía cómo manejar la situación.

El detective que se encargó de la investigación del accidente de Armando, nos recibió en su oficina para contestar las preguntas que cada uno de nosotros tuviéramos en referencia al accidente. Él mismo nos aseguró que Armando no sufrió al momento de su muerte ya que fue instantánea. Expreso sus condolencias a toda la familia, amistades cercanas de Armando y a mí, diciendo que de nadie había sido la culpa, que simplemente había sido un accidente. Al conducir su motocicleta, Armando había pasado un auto a velocidad increíble en una zona de curvas y montañas, donde los caminos estaban bajo construcción. Cuando Armando rebaso el auto que estaba frente de él y nuevamente regre so a su carril logrando esquivar la camioneta que venía de sentido contrario, desafortunadamente la llanta delantera de su motocicleta se topó con un pedazo de cemento que sobresalía aproximadamente 6 pulgadas sobre el pavimento. Ese pedazo de cemento que la ciudad por mucho tiempo no había reparado, le hizo perder el control de la motocicleta, causándole perder la vida al impacto.

Se nos informó que el lugar donde Armando sufrió el accidente tenía cámaras de vigilancia, inmediatamente y sin pensarlo le pedí al detective que me mostrara este video. Desafortunadamente no quiso porque yo era la única que deseaba ver el video; me pidió que le contactara en 7 días porque él creía que al pasar los días yo cambiaria de parecer. Nadie de la familia de Armando quería ver el video, pero cada tercer día yo le llamaba al detective para recordarle que en una semana estaría en su oficina para ver este video. Al ver mi insistencia, finalmente acepto y me dio la cita. Cuando llegue a su oficina, la cual estaba rodeada de cabinas con escritorios donde trabajaban otros detectives me pidió control y me dijo que por pavor guardara mis emocionas para otro momento porque no quería que perdiera el control frente a sus compañeros de trabajo porque les interrumpiría en sus ocupaciones. El detective nuevamente insistió en preguntarme porque razón quería ver el video, que no entendía y que no era sano para mí verlo. Mirándole a los ojos con cierto resentimiento le dije que no se preocupara, que no estaba acostumbrada a mostrar mi sufrimiento a gente extraña y él era un completo extraño en mi vida y no sería la excepción.

Por fin, me mostro el video del accidente y aunque el detective no lo percibió porque no mostré sensación alguna, sentí que junto con mi Armando se me fue la vida en un instante. En el video observe que Armando además de ir a una velocidad excesiva, iba rebasando un auto Mercedes gris convertible, el cual también iba a velocidad excesiva. Mientras Armando aceleraba para pasar a un auto que continuaba acelerando para no dejarlo rebasar, mire de lado opuesto una camioneta "pick-up" que venía a sentido contrario acercándose rápidamente a la dirección de Armando; no tuvo otra alternativa que acelerar aún más para poder regresar a su carril derecho, desafortunadamente como el camino estaba en construcción, la motocicleta de Armando se topó con este pedazo de cemento que sobrepasaba el piso; eso fue precisamente lo que causó que Armando perdiera el control de la motocicleta causándole la muerte instantáneamente al golpearse la cabeza en la esquina de cemento y metal que componía la pared de una casa cercana. Cuando Armando se golpeó con tanta velocidad y con tanta fuerza, inmediatamente su cuerpo en un segundo se deslizo como cual se desliza una pluma; en ese momento me di cuenta que mi Armando murió instantáneamente y no sufrió absolutamente en ningún momento. Por eso insistí tanto con el detective para que me mostrara el video. Quería confirmar lo que nos dijeron sobre su accidente, que murió sin sufrir ni sentir absolutamente nada.

Por más de una semana permanecí despierta, llorando muy poco, pero por dentro estaba sin vida. Cuando por fin nos entregaron parte de sus pertenencias: la mochila, su computadora, su celular, su frasco de perfume que solía cargar en su mochila (uno de sus favoritos cual yo le había regalado), su cartera, el reloj y el anillo que usaba ese lunes. Después de esta semana por fin tuve la oportunidad de llorar y desahogarme. Aún tengo su mochila "DUCATI" (misma marca de su motocicleta) con áreas de sangre y tierra seca, sangre que derramo por los oídos al impacto y tierra del lugar del accidente donde derramo su sangre y expiro su vida.

Que locura y que ironía que unas semanas antes de este accidente, Armando y yo hablamos de la muerte y nuestra manera preferida de morir. Él dijo que a él le gustaría morir en un accidente de alto impacto (nunca menciono ni auto ni motocicleta) solo un accidente donde al impacto sin sentir perdiese la vida. ¿Quién iba a decir que esa sería la forma en que Armando perdiera la vida? Yo le comente que me gustaría morir dormida, de un ataque al corazón o al igual que él, en un accidente de alto impacto. Ambos nos reímos porque ninguno de los dos queríamos sufrir al morir, ¿pero quién desea tal cosa?

Al siguiente día después de la muerte de mi Armando, Kevin y Claudio, dos de sus mejores amigos me acompañaron al lugar del accidente, donde aún su sangre estaba fresca en el cemento y en la tierra. Ahí mismo me incline y acaricie la tierra húmeda de su sangre. Sintiéndome pérdida sin mí armando y orando por su descanso, le pedí a Dios que me ayudara a entender lo que estaba pasando porque yo me sentía derramada sin mi Armando. En ese lugar encontramos partes de su motocicleta y yo tuve la suerte de encontrar una de sus gorras a las que él le llamaba "camisa de cabeza". Les platicare una historia corta pero muy graciosa; Armando con frecuencia me preguntaba "baby, ¿have you seen my camisa?" y yo le decía, "¿cuál baby?" "No se dé que hablas" de repente me mostraba su gorra y decía: "I got it baby" y la primera vez que vi lo que era su camisa, no era una camisa, era su gorra tipo boina y yo le dije, "baby, esa no es una camisa, esa es una gorra" y sonriendo como siempre me dijo en español: "no, esta es mi camisa de cabeza".

Unos días después, nuevamente regrese al lugar del accidente con mi suegra, mi suegro y mi cuñada; fue en esa ocasión que conocimos a algunos vecinos del área donde Armando sufrió el accidente. Una señora de edad avanzada nos contó que Armando era muy popular en esa área de Mulholland Dr. y que por varios meses la policía local estaba interesada en capturarlo, al grado que ya estaban preparándose para esperarlo en vigilancia desde un helicóptero porque siempre pasaba a la misma hora todas las tardes a muy altas y peligrosas velocidades, pero cuando pasaba a velocidades lentas, era muy amable con las ancianitas y les saludaba amablemente. Mi Armando tenía una adicción a la "velocidad y peligro", sé que era una adicción porque cuando conducía mi auto, no se daba cuenta lo peligroso que era al conducir. Yo me sorprendía tanto al ver que las discusiones como pareja entre ambos solo ocurrían en el auto, era como si se transformaba en alguien a quien no conocía, "ese no era mi baby" me decía a mí misma cada vez en silencio. A veces le preguntaba: "baby, ¿de verdad olvidaste que el fin de semana pasado discutimos y me moleste contigo por la forma en que conduces?", y el tardaba en contestar y cuando por fin lo hacía decía: "baby, really, I'm driving fine". Era increíble que él no veía la forma tan peligrosa en la que conducía y la misma vez no creía que yo de verdad me asustaba. Varias veces le llegue a decir que si nunca se había puesto a pensar que ocurriría si por su forma de conducir sufríamos un accidente y que por mala suerte solo yo perdiera la vida o peor aún si quedaba deforme, en silla de ruedes o sin un brazo. El solo escuchaba y no decía absolutamente nada; eso me aterraba.

Volviendo a la historia de lo nos platicaba la señora de la calle Mulholland Dr., nos contó sobre lo que la policía pensaba hacer para capturar a Armando y arrestarlo. Este plan surgió después del intento fracasado de capturarlo por parte de un oficial en motocicleta del departamento de policía, este jamás lo pudo alcanzar. El policía comento que él no arriesgaría su vida para detener a Armando, que mejor usarían un helicóptero para perseguirlo y dar con él. Como me hubiera gustado que lo hubieran capturado y encarcelado antes que mi Armando perdiera la vida cegado por la adrenalina de su adicción por el peligro y la velocidad. Que irónica es la vida, Armando que abrazaba el riesgo a la muerte a través del peligro, a la misma vez le tenía terror a las alturas que ni siquiera se atrevía a cambiar un foco en la casa por miedo a subirse a una escalera.

Es tan doloroso recordar mis palabras hirientes diciéndole: "si te quieres morir, hazlo cuando yo no esté en el auto contigo", "de verdad me da miedo como manejas", "¿de verdad no ves ni te importa mi miedo?" En otras ocasiones le llegue a decir: "Ya veras, si algún día termina nuestra relación, será únicamente por la forma en que conduces". Lo que me arrepiento de no haberle dicho fue: "Si me amas como dices que lo haces, tienes que decidir si la motocicleta o yo". Sé que no se deben poner ultimatos en una relación, pero no perdía nada en intentar que dejara su motocicleta por mí. Sé que su muerte no fue mi culpa, y sé que quizás no hubiera podido curar su adicción ya que él no quería ni ver o aceptar que tenía un problema, ¿cómo iba a cambiar?, pero me duele no haberle dado la importancia que debí darle a su forma de conducir. Una semana antes del accidente me dijo: "¡Wow, baby, esta motocicleta es súper peligrosa!" y yo solo le dije: "¿qué paso?" Cuando me conto que la motocicleta era sensible y que casi volaba, yo solo le pedí que condujera con cuidado pero no hice nada más, no dije nada más y me duele no haberle dado más importancia a ese comentario. Nunca se me ocurrió pensar de qué forma manejaría cuando no estaba presente en el auto con él, ya que nunca se detuvo de manejar de una manera peligrosa mientras lo acompañaba sin importar lo tanto que me quejaba. Sin perdonarme aun, no puedo justificar que jamás rela cione la forma en que conducía el auto cuando estábamos juntos con la forma en que conducía su motocicleta. Nunca pensé que cada tarde alrededor de las 3 de la tarde cuando me decía "ahorita vengo baby, voy por mi ride" arriesgaba su vida porque yo no sabía lo peligrosa que era esa área a la que él solía ir cada tarda y todos los fines de semana temprano por las mañanas. Jamás quise subirme a su motocicleta, y solo en una ocasión fui con él en el auto a una de las montañas a donde él solía ir los fines de semana, pero desafortunadamente no vi el peligro. Yo hubiera dado mi vida por la de mi Armando, desafortunadamente uno no decide quien vive por quien. El sin saber que yo no quería que diera su vida por mí, que tan solo quisiera que viviera para mí, siempre me decía que él la daría por mí. Que irónico que alguien que me amo tanto como el, sea el mismo que me cause sentir esta soledad, el sentirme perdida en la oscuridad. No importa cuanta gente me diga: "haz esto, piensa en aquello, debieras de, tienes que, etc...", aunque sé que lo hacen por ayudar, nada de esto importa. Las palabras de nada sirven porque aun sabiendo lo que debo hacer, ¡no lo quiero hacer! NO estoy lista, y no sé si algún día lo estaré. No sé qué me depara el destino y no quiero pensar en ello porque en mi destino no veo a Armando conmigo. Para muchos un año, 2 meses y 9 días es tiempo suficiente para recuperarse de una perdida, lo que nadie parece entender es que mi perdida, al igual que la perdida de cada persona es "totalmente única", cada perdida es diferente. Yo no quiero escuchar cómo me debo sentir ni lo que Armando quiere para mí. Armando ya no está aquí para decirme como sanar o como sonreír. Ni siquiera revivir nuestra historia de amor disminuye el intenso vacío y este terrible dolor. Porque al final de esta historia, mi realidad es completamente diferente a la historia que corre en mi mente. Nuestra historia de amor sin final feliz, fue solo como se ve en las películas, donde todo es intenso y aunque planeado, es deseado por todos. La atracción es tan fuerte que descubres que el amor a primera vista existe y todo lo justificas. Mi Armando llego a mi casa como un regalo de Dios, por lo menos yo así lo sentí cuando en sus ojos me vi. El día de Reyes Magos del 2008, Armando toco la puerta de mi casa para entregarme una caja grande con un regalo por los días festivos. En su lugar de trabajo le pidieron de favor que viniera a Hollywood a entregar este regalo y Armando les dijo, yo no hago entregas, ese no es mi trabajo y menos hasta Hollywood. Mi baby trabajaba y vivía en Rancho Cucamonga, lo cual significaba conducir por más de 40 millas y con el clásico tráfico de Los Ángeles, seguro le tomaría unas cuantas horas para hacerle el favor a su patrón. Lo primero que note en Armando fue su fuerza física y su estatura; media 6.3 pies de estatura y la forma en que subió al segundo piso con una caja grande que pesaba más de 150 libras, me dejo con la boca abierta e impresionada. Luego, cuando vi sus ojos tan grandes con unas súper pestañas largas y rizadas, me quede casi enamorada. Pero esto no es todo, su voz de hombre profunda y clara y su forma de dirigirse a mí con tanto respeto, me hizo desear conocer que más había en su cerebro y corazón. Razón por la cual le hice preguntas relacionada al regalo que me habían enviado, luego le hice más pregunta relacionadas a su trabajo. Mi intención era encontrar la forma de continuar en contacto con el sin ser demasiado directa y sin que fuera demasiado obvio mi interés.

Descubrí que su trabajo era programador de redes de video y audio, en su mayoría en el mercado comercial, en casinos, clubes, iglesias y en algunos casos en casas también. Se me ocurrió preguntarle por el costo para programar un control remoto para mis televisiones, estéreo y luces de mi casa. Cuando me dijo que lo que yo quería costaba alrededor de $15,000 dólares me reí porque pensé que estaba bromeando, y es que en realidad yo no tenía la menor idea del trabajo que esto requería. Todo sería inalámbrico, sin cables detrás de la tele o dentro de una pared. En ese entonces yo tenía un control para la tele, otro para el cable, otro para el estéreo y otro para las luces. De cualquier manera, en contré el ángulo para continuar nuestra conversación. El me hizo preguntas sobre mi trabajo y mis pasatiempos y cuando le comente que me gustaba mucho la lectura, el también encontró el ángulo (después de varios meses de conocernos me lo confeso) para seguir conociéndome en un futuro. El quedo de enseñarme un poco más sobre la tecnología y yo sobre neurolingüística y nutrición. Una semana más tarde, ya teníamos nuestra primera cita romántica en un restaurante Italiano de nombre "Bella", que estaba ubicado sobre la avenida Melrose en West Hollywood, el cual tristemente ya no existe. Este restaurante estaba totalmente obscuro a no ser por el reflejo de las flamas del fuego que emitían luz desde la pared del bar. Mesas pequeñas con manteles blancos, flores, comida deliciosa y el hombre más guapo que había conocido, ahí conmigo, mirándome con ojos de alguien que pareciera que estuviera enamorado de mí. Esa fue la noche que nos enamoramos y fue la noche del primer beso.

A partir de esto, mi vida cambio y por fin creí que existía el amor a primera vista. Me enamore no solo de sus enormes ojos color de miel, con las pestanas más enormes que había visto en un hombre. Su voz, el color de su piel, su estatura y sobre todo su compostura. Un hombre educado, respetuoso, inteligente, noble, centrado y con un corazón enorme.

Todo esto lo descubrí en cuestión de días, no solo por mi habilidad de percibir a la gente, sino porque pasábamos horas enteras cada tarde, cada noche y a tardes horas de la madrugada hablando por teléfono..., concediéndonos. En cuestión de meses, ya estábamos viviendo juntos como solo ocurre en las películas de Hollywood. Yo solía siempre decirle esto, que nuestra historia de amor era como solo ocurría en las películas y que él era el tradicional "cool american beach boy" que siempre estaba a la moda y activo. Era muy bueno para esquiar en agua y en hielo, sabía patinar, nadar y manejar motocicletas de tierra y motocicletas deportivas. Desafortunadamente fue esa pasión por las motocicletas que perdió la vida.

No importa cuán feliz me haga recordar y revivir nuestra historia de amor, esta historia me dejo un vacío, un vacío que nadie podrá llenar. Esta pérdida me dejo en soledad, y lo que me mantiene con vida aunque respirando con dificultad, es la pasión que le tengo a enseñar a otros lo maravillosa que es la nutrición, aun bajo estas terribles circunstancias. Ahora mi realidad es otra, y tengo que aprender a vivir únicamente con su recuerdo, porque su amor fue verdadero y porque su esencia aún vive en mí. Ningún hombre me amo de la forma en la que Armando lo hizo, nunca, por eso el dolor es incomparable con el dolor de otro tipo de pérdidas. A pesar de que el recuerdo de lo vivido no me proporciona lo que como ser humano necesito, prefiero ese dolor de su recuerdo, a imaginar nunca haberle conocido. Quizás algún día acepte mi realidad y me resigne a vivir sin él. Por el momento no siento el tiempo porque para mí el tiempo se ha detenido. Hoy es sábado 27 de diciembre del año 2014, y por fin pude tomar mi computadora para terminar este libro que por más que intentaba, no lograba terminar. Las lágrimas en mis ojos nublaban mi razón, y el dolor de mi apagado corazón interrumpía el deseo de seguir y escribir. Pero hoy gracias a Dios y al apoyo de la familia de Armando, especialmente el apoyo de mi suegra Yolanda Villanueva, a quien quiero de una manera muy especial, pude rentar el cuarto de un hotel en West Hollywood (por más cierto precioso y con comida súper saludable) para encerrarme todo el fin de semana y terminar este libro que tanto he necesitado publicar. Porque aquí está la historia de un amor inigualable e inolvidable que merece ser publicada. Y como no todas las historias verdaderas de amor tienen un final feliz, es importante compartir los secretos de la nutrición que hacen la diferencia en la vida de cada persona en casos donde aunque no haya un final feliz, puedes encontrar la manera de ser feliz a pesar de todo. En mi caso muy en particular, cada que comparto algo personal, y en esta ocasión tan íntimo con mi audiencia, es porque al final, voy a presentar un mensaje positivo, lleno de optimismo y de fórmulas para salir adelante. No deseo ni necesito que sientas lastima por mí. No necesito consejos ni sugerencias para enfrentar mi dolor. Lo que yo necesito, es lo que la mayoría de seres humanos necesitamos para continuar o seguir, es muy simple, la mayoría de personas solo necesitamos ser escuchados sin sentirnos juzgados. Por eso, a menos que la persona te pida un consejo cuando te comparta su dolor, no le digas que hacer o sentir, solo bríndale tu mano amiga y hazle saber que estás ahí.

Además de la pasión por el amor eterno de una pareja, es importante encontrar una o más pasiones en tu vida. Todos tenemos la habilidad de ayudar a otros, descubre esa habilidad en ti, y con ello te garantizo que descubrirás que aun con cicatrices en el alma, podrás continuar viviendo una vida plena y llena de salud física y mental. Si la felicidad del ser humano fuese vivir sin problemas o cicatrices emocionales, nunca sería feliz. Cada ser humano pasamos por lo general por situaciones dolorosas que nos dejan heridas, y como no contamos con una barita mágica para desaparecer o para borrar el dolor, tenemos que aprender a seguir luchando aun con esas cicatrices. Si estás pasando por una situación terrible en esta etapa de tu vida, recuerda que la nutrición y el ejercicio te pueden ayudar a en frentar con más fuerza cualquier tragedia. Aun sufriendo y sin hambre, come a tus horas. Aun sufriendo, haz ejercicio. Aun sufriendo, báñate y sal a trabajar. Aun sufriendo, ve al cine y come palomitas. Aun sufriendo, ayuda a otros. Aun sufriendo, lleva a caminar a tus mascotas. Aun sufriendo... recuerda que otros te necesitan.

BONOS DE LA NUTRICIÓN

MODULO II

LA NUTRICIÓN

En esta sección compartiré contigo los puntos más importantes de la nutrición que todo mundo debe saber, especialmente si sufres de diabetes, obesidad, menopausia y/o si corres el riesgo a desarrollar algún tipo de cáncer por predisposición genética.

Quienes hayan obtenido mi libro "Las Herramientas del Cuerpo", van a encontrar todo un capítulo entero sobre la DIABETES. Sin embargo, aquí voy a hablar brevemente sobre los puntos más importantes para curar la diabetes con nutrición. Lo único que tienes que conocer y respetar son

LAS REGLAS DEL METABOLISMO, las cuales son las reglas de los diabéticos, las cuales por mucho tiempo no se respetaron por falta de información o porque "no se dio la gana", pero por esta razón, se desarrolló la diabetes.

REGLA NÚMERO UNO: Súper importante, COMER A TUS HORAS. Simple y sencillo, malpasarse puede causar diabetes. Debes desayunar durante la primera hora en cuanto te despiertas para evitar el bajón de azúcar y los temblores por falta de glucosa en la sangre y en el cerebro. Dos horas más tarde, un bocadillo que incluya proteína como yogur natural sin fruta. La porción de fruta que le agregues que sea de fruta natural y solo una ración pequeña como ½ banana o ¼ de manzana. Dos horas más tarde debes comer tu almuerzo. Tres horas más tarde tú comida, y 3 o 4 horas más tarde, tú cena. La ultima comida o cena es 3 o 4 horas antes de acostarte a dormir. Si te da hambre justo antes de dormir come un bocadillo de 100 calorías procedente de proteína (pedacito de pechuga de pollo, o 2 claras de huevo). De noche, evita los carbohidratos como pan, tortilla, cereales o fruta.

REGLA NÚMERO DOS: No es tan difícil REEMPLAZAR LOS CARBOHIDRATOS refinados por carbohidratos de grano entero o de granos germinados, estos últimos son los mejores de todos. En lugar de arroz blanco, come el arroz integral. En lugar de pan blanco o bolillo, pan multigrano o germinado (sprouted). En lugar de cereales llenos de azúcar, come avena natural pero cocinada con leche. En lugar de donas, conchitas, cuernitos, galletas, tres leches, etc., come ½ camote con leche, pico de gallo de pepino y jícama con limón y poquita sal de mar, o yogurt natural con un poquito de fruta fresca.

REGLA NÚMERO TRES: Aunque no te guste, LIMITA LOS CARBOHIDRATOS. Por la diabetes, lo que más debes cuidar además de los puntos ya mencionados es la cantidad de pan o tortilla que consumes en cada comida. Ahora tendrás que aprender a contar las calorías de este tipo de carbohidrato conocido como "carbohidrato denso", aun siendo sano, no puedes consumir más de 100 calorías de este tipo de carbohidrato en cada comida. Los carbohidratos densos son: Pan multigrano o germinado, tortilla de maíz d o germinada, papas, camote, arroz integral, pastas de arroz integral, cereales germinados o de bran y avena natural.

Si lees el paquete de tortillas o de pan, sabrás cuantas calorías tiene cada ración. Por ejemplo, algunas tortillas de maíz tienen 50 calorías por tortilla, otras tienen 80 calo rías por tortilla. Cierto tipo de pan multigrano tiene 80 calorías, otros tienen 100 calorías. 1/3 de taza de arroz integral ya cocinado tiene alrededor de 100 calorías, ¾ de taza de avena ya cocinada, tiene 100 calorías. ¾ de pasta de arroz integral tiene alrededor de 100 calorías. Entonces, recuerda que ya no puedes comer 5 tortillas de maíz en cada comida, ni 2 rebanadas de pan. Para ti, un sándwich debe prepararse con una rebanada de pan, el pedazo de pechuga de pollo, jitomate, aguacate, pepino fresco y en lugar de una segunda rebanada de pan, vas a cubrir tu sándwich con hojas de lechuga. Para quedes satisfecho (a), tomate un licuado de vegetales con fruta o una ensalada con vegetales, aceite de olivo y limón.

REGLA NÚMERO CUATRO: Ahora sí, EVITA COMER LA FRUTA POR SI SOLA. ¿Qué quiere decir esto? Que si puedes comer fruta entre comidas pero no sola, sino tendrás que comerla con algo de proteína o con tu ensalada antes de los alimentos. Por ejemplo, entre comidas con el estómago vacío puedes comer ½ banana con leche de soya o de vaca orgánica (la leche tiene proteína), o ½ manzana con yogur natural (el yogurt tiene proteína), o ½ pera con 5 nueces (las nueces y las almendras tienen proteína). A los diabéticos se les dispara el azúcar (la glucosa en la sangre) si comen una fruta entre comidas, por eso debes consum irla con proteína.

REGLA NÚMERO CINCO: Ya no podrás comer media sandia con una cuchara. Es decir, COME LA PORCION DE FRUTA PEQUEÑA. Una ración apropiada de fruta es ½ fruta si esta es muy grande, ½ taza de fruta picada en lugar de media sandia o medio melón como solíamos hacerlo con una cuchara. Ahora hay que medir la porción de la fruta. Son 8 o 10 uvas no toda la bola de uvas. Si aprendes a comer a tus horas lo adecuado, no solo va a curar la diabetes, sino que lograras recuperar tu peso ideal y le cerraras las puertas al cáncer y a otras enfermedades degenerativas que aparecen cuando no cuidas la diabetes y/o lo que comes.

VITAMINA EN FORMA DE SUPLEMENTO:

1 multi-vitamina con el desayuno y 1 con el almuerzo

1 Omega 3, con comida a la hora que sea

1 capsula de Alpha Lipoic Acid 2 veces al día con comida

Entre comidas: 1000 mg de Spirulina Orgánica y 1 Probiótico de 5 billones de potencia 2 veces al día

De noche o con la cena: 1oz de Calcio "Citrate" líquido. El calcio "citrate" proviene de la fruta cítrica y es muy fácil de absorber.

NOTA: Recuerda consultar con tu medico antes de tomar vitaminas en forma de suplemento.

PERI-MENOPAUSIA

PERI-MENOPAUSIA

Ahora mi querido lector y/o radioescucha, te voy a hablar de un tema sumamente complejo y cargado de información, lo cual para aquellas mujeres jóvenes les parecerá tedioso, pero para quienes ya están padeciendo los estragos de la MENOPAUSIA O MENOPAUSIA PREMATURA, es cuestión de "te estabas tardando Luz María" y no les importa que tengan que leer todo un capítulo sobre este tema. En mi libro "Las Herramientas del Cuerpo", encontraras todo un capítulo sobre la menopausia, pero en esta ocasión quiero agregar un tipo de "resumen" con los puntos más importantes de la nutrición para aliviar y minimizar, todos esos síntomas terribles que aparecen con el cambio de vida en una mujer.

Hoy en día, se estima que más de 40 millones de mujeres en este país experimentan una fase única de cambio de vida conocida como peri-menopausia, y por lo general se cree que todas van o vamos a experimentar varios síntomas asociados con estos cambios hormonales. La fase peri-menopausia viene del término griego que significa "cerca del final del mes", el cual describe la transición hormonal natural que ocurre alrededor de los 35 a 50 años de edad. Durante esta etapa, existe un decline gradual de progesterona, mientras que los niveles de estrógeno fluctúan, o sea que suben y bajan. Estas hormonas principalmente controlan y regulan los ciclos menstruales y ayudan a mantener la mente, el estado anímico, y el ritmo cardiaco normal. Sin embargo, estos cambios constantes de estrógeno al igual que una montaña rusa, pueden interrumpir fácilmente la reacción normal de la glándula pituitaria y del hipotálamo, las cuales ayudan a regular el ciclo menstrual y la producción de estrógeno. El hipotálamo juega un papel crucial en la regulación de la presión arterial, la temperatura del cuerpo, el sueño y el apetito. Esta interacción causa una condición conocida como "dominancia de estrógeno" lo cual es extremadamente típico en la peri-menopausia, y puede producir una variedad de cambios nuevos. En el curso de los años transicionales, la producción de progesterona se disminuye y detiene severamente, resultando en escasez o falta de ovulación regular, aunque el ciclo menstrual impulsado por estrógeno aun continúe. Este constante cambio es completamente individual y no tiene nada que ver con la peri-menopausia de tu mama.

Desafortunadamente, tu cuerpo puede volverse loco en su intento para hacer una multitud de ajustes para balancear sus propias hormonas y su capacidad de recuperación natural. Muchos de estos síntomas desagradables son causados por retención de líquidos a cause del aumento de la hormona de almacenamiento de grasa –cortisol-. Cuando los niveles de cortisol continúan aumentando, ayudan a mantener un ambiente catabólico donde substancias complejas son desglosadas o separadas. El cortisol reducirá severamente las oportunidades de construcción de músculo, por lo tanto no entrenes o hagas ejercicio de más. Aplica las reglas 90/90. Más de 90 minutos de duración con más de 90% de intensidad se considera entrenamiento cardiovascular excesivo. Además, entrenamiento con pesas es increíblemente importante para incrementar tendón, hueso y fuerza muscular así como ayuda a formar un delicado balance interno. El estrés diario también puede cambiar los niveles hormonales y crear un aumento de apetito, lo que permite que el cuerpo de la mujer más eficientemente almacene grasa, especialmente en el abdomen, muslos, hom bros y cintura. En conjunto con el almacenamiento de grasa adicional, este desequilibrio hormonal en competencia puede contribuir con ráfagas de calor, cambios de humor, síntomas urinarios, irritabilidad y en la disminución de deseo sexual. Dependiendo de tus síntomas y diagnósticos, un examen de sangre completo puede ser muy benéfico para revisar los niveles de hormonas y medir la hormona conocida como FSG (follicle- stimulating hormone), esta es una proteína pequeña producida en el cerebro que comunica con el sistema hormonal y causa la ovulación.

NUTRICIÓN REQUERIDA

Unos cuantos cambios sencillos en tu alimentación puede fácilmente equilibrar los numerosos cambios, restablecer el balance hormonal y proporcionar alivio. De hecho, alterando la alimentación en cosas pequeñas puede tener un efecto mayor en el cuerpo en la transición a la peri-menopausia y más allá.

1. Empieza por reducir algunos carbohidratos altamente refinados. Los alimentos altos en calorías y bajos en nutrientes, por lo general están cargados de grasas. Con frecuencia promueven dominancia de estrógeno, lo que hace difícil equilibrar las hormonas naturalmente. Cualquier alimentación excesivamente alta en carbohidratos y muy baja en calorías y grasas, puede indudablemente conducir a deficiencia nutricional.

2. Asegura consumir alimentos altos en potasio. (Esto incluye la mayoría de frutas). Estos alimentos están cargados de antioxidantes, vitaminas y minerales que ayudan a la mente a estar alerta y clara. También promueven la descarga de agua sana que reduce cólicos e inflamación y mantiene los músculos y huesos lubricados.

3. El aceite de pescado, incluyendo salmón, atún y aceites vegetales también ayudan a mantener los músculos flexibles, mientras que ayudan al sistema digestivo a trabajar apropiadamente. Otros aceites como el aceite primoroso y aceite de linaza son absolutamente extraordinarios.

4. Ciertas vitaminas y minerales juegan un papel clave muy importante en la ecuación. Intenta incluir en tu alimentación diaria alrededor de 50mg de zinc, 100mg de Vitamina B6, una correlación de 1000mg de calcio, magnesio y hierro, 1000mg de Vitamina C y 2,500 UI de Vitamina A o Beta-caroteno. Para complementar el régimen, incluye 200mg de ácido lipoico. Este antioxidante realmente ayudará a limpiar el cuerpo de cualquier toxina.

5. Una alimentación alta en proteína ayudará a mantener el balance hormonal y también balance en la química del cerebro, (como huevos, pavo, pescado, pollo, requesón y moderadamente grasas sanas). La fuente más rica de fitoestrógenos (algunas veces llamados "isoflavones") es la soya y alimentos hechos con extractos de soya. Estudios muestran que la soya puede ayudar a manejar síntomas de peri-menopausia como ráfagas de calor, fatiga y disminución de libido. Los isoflavones de la soya pueden unirse a los receptores de estrógeno del cuerpo y estimular más eficientemente las glándulas que producen hormonas naturales. La soya se puede consumir en forma de tofu, queso de soya, carne de soya, hamburguesas de soya, bebidas de soya y pan bajo en grasa preparados con harinas de soya. Los polvos y suplementos de soya contienen niveles mucho más altos de fitoes-

trógenos que los alimentos de soya y pueden tener efecto más significante en aliviar los síntomas.

NOTA: Consumir extractos de soya y alimentos de soya puede tener una variedad de beneficios para la salud, incluyendo limitar el riesgo de osteoporosis, cáncer y enfermedades del corazón. Muchos "alimentos para mujeres nutricionalmente modificados" están aumentando en los estantes de los supermercados.

NUTRICIÓN REQUERIDA PARA LA PERI-MENOPAUSIA

Unos cuantos cambios sencillos en tu alimentación puede fácilmente equilibrar los numerosos cambios, restablecer el balance hormonal y proporcionar alivio. De hecho, alterando la alimentación en cosas pequeñas puede tener un efecto mayor en el cuerpo en la transición a la peri-menopausia y más allá.

1. Empieza por reducir algunos carbohidratos altamente refinados. Los alimentos altos en calorías y bajos en nutrientes, por lo general están cargados de grasas. Con frecuencia promueven dominancia de estrógeno, lo que hace difícil equilibrar las hormonas naturalmente. Cualquier alimentación excesivamente alta en carbohidratos y muy baja en calorías y grasas, puede indudablemente conducir a deficiencia nutricional.

2. Asegura consumir alimentos altos en potasio. (esto incluye la mayoría de frutas). Estos alimentos están cargados de antioxidantes, vitaminas y minerales que ayudan a la mente a estar alerta y clara. También promueven la descarga de agua sana que reduce cólicos e inflamación y mantiene los músculos y huesos lubricados.

3. El aceite de pescado, incluyendo salmón, atún y aceites vegetales también ayudan a mantener los músculos flexibles, mientras que ayudan al sistema digestivo a trabajar apropiadamente. Otros aceites como el aceite primoroso y aceite de linaza son absolutamente extraordinarios.

4. Ciertas vitaminas y minerales juegan un papel clave muy importante en la ecuación. Intenta incluir en tu alimentación diaria alrededor de 50mg de zinc, 100mg de Vitamina B6, una correlación de 1000mg de calcio, magnesio y hierro, 1000mg de Vitamina C y 2,500 UI de Vitamina A o Beta-caroteno. Para complementar el régimen, incluye 200mg de ácido alpha lipoico. Este antioxidante realmente ayudará a limpiar el cuerpo de cualquier toxina.

5. Una alimentación alta en proteína ayudará a mantener el balance hormonal y también balance en la química del cerebro, (como huevos, pavo, pescado, pollo, requesón y moderadamente grasas sanas). La fuente más rica de fito-estrógenos (algunas veces llamados "isoflavones") es la soya y alimentos hechos con extractos de soya. Estudios muestran que la soya puede ayudar a manejar síntomas de peri-menopausia como ráfagas de calor, fatiga y disminución de libido. Los "isoflavones" de la soya pueden unirse a los receptores de estrógeno del cuerpo y estimular más eficientemente las glándulas que producen hormonas naturales. La soya se puede consumir en forma de tofu, queso de soya, carne de soya, hamburguesas de soya, bebidas de soya y pan bajo en grasa preparados con harinas de soya.

Los polvos y suplementos de soya contienen niveles mucho más altos de fito-estrógenos que los alimentos de soya y pueden tener efecto más significante en aliviar los síntomas. Consumir extractos de soya y alimentos de soya puede tener una variedad de beneficios para la salud, incluyendo limitar el riesgo de osteoporosis, cáncer y enfermedades del corazón. Muchos "alimentos para mujeres nutricionalmente modificados" están aumentando en los estantes de los supermercados.

OBESIDAD ENTRE HISPANOS

Es momento de hablar de un mal que le abre las puertas a la diabetes, a las enfermedades del corazón, a sufrir de derrames y desarrollar el cáncer: OBESIDAD. La obesidad es una enfermedad muy seria que si no haces algo ya, ¡ahora!, garantizado que vas a subir más de peso y que vas a sufrir de alta presión, alto colesterol, fatiga, insomnio, depresión y demás enfermedades de alto riesgo.

La nutrición es lo único que te garantiza recuperar un peso sano sin dejar de comer. Lo único que debes preguntarte es si verdaderamente lo deseas. Porque nadie lo hará por ti si tú no lo haces, y nadie sufrirá como tú, si tú no cambias ahora. Si en verdad estás cansado de sufrir a causa de esta enfermedad, recomiendo que te prepares mentalmente para este cambio, porque si el sufrimiento y miedo al dolor no te hacen cambiar, nada lo hará.

Las reglas del metabolismo, son las mismas reglas de los diabéticos y son las mismas que te recomiendo seguir para bajar de peso. Respetando estas reglas tan simples, se van a regular los niveles de azúcar (glucosa en la sangre), y con ello, regresa el metabolismo a su estado normal y tus bajaras de peso. Solo son cinco reglas las que debes memorizar y respetar, porque si comes como debería comer un diabético, vas a bajar de peso y a sanar cualquier enfermedad relacionado con ello. Aquí tienes las reglas del metabolismo:

REGLA NÚMERO UNO: Súper importante, COMER A TUS HORAS. Simple y sencillo, malpasarse puede causar diabetes. Debes desayunar durante la primera hora en cuanto te despiertas. Dos horas más tarde un bocadillo que incluya proteína como yogur natural sin fruta, la porción de fruta tú se la puedes agregar, pero de fruta natural y solo una ración pequeña como ½ banana o ¼ de manzana. Dos horas más tarde debes comer tu almuerzo. Tres horas más tarde tú comida, y 3 o 4 horas más tarde tú cena. La ultima comida o cena es 3 o 4 horas antes de dormir. Si te da hambre justo antes de dormir come un bocadillo de 100 calorías procedente de proteína (pedacito de pechuga de pollo, o 2 claras de huevo). Evita de noche los carbohidratos como pan, tortilla, cereales o fruta.

REGLA NÚMERO DOS: Hay que REEMPLAZAR LOS CAR-BOHIDRATOS refinados por carbohidratos de grano entero o de granos germinados, estos últimos son los mejores de todos. En lugar de arroz blanco, prepara arroz integral. En lugar de pan blanco o bolillo, pan multigrano o germinado ("sprouted"). En lugar de cereales llenos de azúcar, avena natural pero cocinada con leche. En lugar de donas, conchitas, cuernitos, galletas, tres leches, etc., ½ camote con leche, pico de gallo de pepino y jícama con limón y poquita sal de mar, o yogurt natural con un poquito de fruta fresca.

REGLA NÚMERO TRES: Aunque no te guste, LIMITA LOS CARBOHIDRATOS. Ahora tendrás que aprender a contar las calorías de este tipo de carbohidrato conocido como "carbohidrato denso", aun siendo sano, no puedes consumir más de 100 calorías de este tipo de carbohidrato en cada comida. Los carbohidratos densos son: Pan multigrano o germinado, tortilla de maíz d o germinada, papas, camote, arroz integral, pastas de arroz integral, cereales germinados o de bran y avena natural. Si lees el paquete de tortillas o de pan, sabrás cuantas calorías tiene cada ración.

REGLA NÚMERO CUATRO: Ahora sí, EVITA COMER LA FRUTA POR SI SOLA. ¿Qué quiere decir esto? Que si puedes comer fruta entre comidas pero no sola, sino que tendrás que comerla con algo de proteína o con tu ensalada antes de los alimentos. Por ejemplo, entre comidas con el estómago vacío puedes comer ½ banana con leche de soya o de vaca orgánica (la leche tiene proteína), o ½ manzana con yogur natural (el yogurt tiene proteína), o ½ pera con 5 nueces (las nueces y las almendras tienen proteína).

REGLA NÚMERO CINCO: No tienes que dejar de comer fruta, pero ahora te conviene COMER LA PORCIÓN DE FRUTA PEQUEÑA. Una ración apropiada de fruta es ½ fruta si esta es muy grande, ½ taza de fruta picada en lugar de media sandia o medio melón como solíamos hacerlo con una cuchara. Ahora hay que medir la porción de la fruta. Son 8 o 10 uvas no toda la bola de uvas.

EJERCICIO Y NUTRICIÓN, COMBINACIÓN PERFECTA

PARA BAJAR DE PESO

Quizás te ha tocado escuchar mi show de radio y recordaras cuando hablo sobre lo importante que es comer sano para bajar de peso. Lo que comes, constituye o determina alrededor del 80% de tu peso. Hacer ejercicio sin comer sano, no te ayuda a bajar de peso. Comer sano y hacer ejercicio, te ayuda no solo más rápidamente a bajar de peso, sino a prevenir la flacidez durante la pérdida de grasa. ¿Cuál es el mejor ejercicio para bajar de peso? Cualquier ejercicio que tu hagas que sea de tu agrado. Si haces ejercicio solo para bajar de peso sin disfrutarlo, pronto encontraras razones para no hacerlo o para decir "no tengo tiempo". ¿Cómo saber qué tipo de ejercicio te va a gustar? Probando uno y otro hasta encontrarlo. Si te gusta bailar, baila zumba, si te gusta socializar, cómprate una membresía en el gimnasio, si te gusta la privacidad, comparte un video para ejercitar en casa o una elíptica para mayor resultado. Si tienes piscina en tu casa, compra unos guantes para ejercitar en el agua. Si te gusta correr, corre sobre la arena o el pasto para que no te lastimes y afectes tus coyunturas.

Empieza por caminar una milla todos los días por una semana, luego esa misma milla camínala en menos tiempo la segunda semana, hasta que logres correr tu primera milla. Luego integra la segunda milla y de nuevo empiézala caminado y gradualmente esa misma milla camínala en menos tiempo hasta que puedas correr 2 millas. Cuando menos lo imagines, estarás deshaciéndote de la grasa como por arte de magia.

Una vez que empieces a ver resultados por comer sano e integrar ejercicio cardiovascular, lo cual puede ocurrir en 6 semanas, estarás listo(a) para integrar ejercicio con pesas para fortalecer el sistema óseo y prevenir la osteoporosis. Con 15 minutos de ejercicio con pesas 2 veces a la semana y de 45 a 60 minutos de caminata a paso acelerado (80-100 pasos por minuto), 3 veces a la semana, lograras resultados nunca antes vistos, ya que combinar estos dos tipos de ejercicio con la nutrición, regula el metabolismo, te desacidifica, regula los niveles de seratonina (neurotransmisor) del cerebro, regula el reloj bilógico que se encarga del sueño, fortalece los músculos y los huesos, y como resultado final, disfrutaras de "un nuevo tu", lleno de vitalidad, energía y optimismo.

Recuerda: Hay que minimizar la flojera diciendo "al fin y al cabo, la flojera solo dura 10 minutos, y hay que maximizar los resultados diciendo "me voy a sentir súper bien por los neurotransmisores que estimulan mi estado anímico, e igualmente porque hice algo bueno por mi cuerpo".

LO QUE DEBES SABER SOBRE EL CEREBRO

Sabías que: Hasta que cumples 25 años de edad las células del cerebro se protegen o cubren con ácidos grasos ("myeling"), pero si no cuidas tu estilo de vida, puedes seguir siendo "no muy inteligente" y tomando decisiones equivocadas. Este proceso puede ser interrumpe por:

- Fumar
- Tomar bebidas alcohólicas
- Abuso de drogas (prescritas y callejeras)
- Trauma cerebral
- Alimentación pobre (comida rápida) malpasarse, comer de más etc...
- Demasiado estrés

- No dormir mínimo 6 horas (ideal 8 horas)
- Falta de descanso físico y mental

Esta insolación moviliza las células del cerebro y nos hacen más inteligentes. Quizás por eso antes de los 25 años de edad, las personas somos más negligentes y no tan inteligentes. Con la edad el cerebro entiende mejor las cosas (por eso las personas llegan a ser mejores abuelos que padres). Con la edad llega la madurez no solo por las experiencias de la vida sino porque el cerebro madura. La sabiduría es una "función" del cerebro y esta se desarrolla con la edad y cuidado el cerebro.

ADHD (Deficiencia de atención e hiperactividad) Y BIPO-LARIDAD

SER NORMAL: ES UN MITO

51% de la populación sufre de problemas mentales por lo menos una vez en su vida como ansiedad, depresión, alcoholismo, ADD, abuso de sustancias toxicas (sufrir de estos problemas es normal).

DEPRESIÓN:

La depresión es un síntoma no una enfermedad, y existen muchas causas por las que alguien se puede deprimir como: Estrés crónico, problemas de pareja, trauma, enfermedades, abuso de alcohol y drogas, problemas de la tiroides, ciertos medicamentos, genética y dolor físico y emocional.

Por eso, hay que identificar de donde viene la depresión y saber qué tipo de depresión se sufre para tratarse adecuadamente. Existe un examen llamado: S.P.E.C.T (single photon emisión computed tomography) que ayuda a determinar el tipo de depresión que puede tener uno. Pero si crees que no tienes razón para estar deprimido(a) y aun así te deprimes fácilmente, deberías considerar la nutrición, porque muchas veces los síntomas de la mala alimentación se confunden con depresión. Quizás tu depresión es DEPRESIÓN NUTRICIONAL.

Antes de tomar medicina con muchos posibles efectos secundarios, ¿porque no darte una oportunidad con la nutrición? Debes de saber que si la nutrición, el ejercicio y las vitaminas no funcionan, entonces hay que tratar la medicina.

No porque es natural, quiere decir que no cause efectos secundarios como "St John's Wort", puede disminuir los efectos de ciertas medicinas. El abusar de la manzanilla puede elevar la presión arterial. Tomar puños de vitaminas sin saber lo que tomas, puede intoxicar el hígado y la sangre. Hay que tomar vitaminas para tratar la enfermedad más seria que se padezca (un tratamiento a la vez), por lo general, cuando con nutrición te enfocas en sanar la enfermedad más grave de la cual puedas padecer, el resto de enfermedades desaparecen. Bien importante: No hay que dejar que las enfermedades se conviertan crónicas, ya que esto le abre las puertas a los diferentes tipos de cáncer.

ADD (deficiencia de atención), Ansiedad y depresión:

Existen varias formas de sanar el cerebro. Con suplementos, ejercicios psicológicos, ejercicio físico, súper nutrición, y si necesario medicina convencional temporal.

ADD y sus síntomas: problema para enfocarse o prestar atención, distracción, desorganización, bajo control de impulso. Si de niño se sufre de deficiencia de atención, de adulto se corren más riesgos de desarrollarla.

Para personas con ADD, entre más se esfuerzo hacen, menos pueden enfocarse y el problema empeora. Ciertas me dicinas funcionan para unos pero empeoran a otros. Lo primero que se debe hacer es encontrar e identificar qué tipo de ADD se sufre y tratarlo primero con suplementos basados en el tipo de ADD.

Cuando hay cambios radicales en la alimentación y se hace ejercicio regularmente, mucha gente que sufre de ADD se mejora. Pruebas científicas muestran que: eliminar aditivos, colores artificiales y químicos de la comida procesada "moderna", disminuye significantemente los síntomas de deficiencia de atención. Tomar omega 3 ("fish oi"l) 3 veces al día con alimentos, hace gran diferencia.

NOTA: Antes de tomar medicina con tanto efecto toxico peligroso, porque no darle una oportunidad al cuerpo con nutrición, ejercicio y vitaminas.

COMO CAMBIAR TU FORMA NEGATIVA DE PENSAR POR

UNA POSITIVA

Deficiencia de atención, hiperactividad, ansiedad, depresión y pensamientos negativos:

Cuando te sientas nervioso, con ansiedad o deprimido, escribe en un cuaderno el pensamiento o pensamientos que te están causando el problema emocional, y por cada pensamiento pregúntate:

¿Es cierto: (que soy tonto, que no sirvo para nada, que soy malo? Etc...)

¿Es 100% verdad o cierto lo que estoy pensando o sintiendo?

¿Cómo me siento cuando creo que es cierto este pensamiento?

¿Quién sería yo sin este pensamiento?, o ¿cómo me sentiría sin ese pensamiento o creencia del pensamiento?

Al contestar cada pregunta analiza:

Ejemplo: Cuando te sientes deprimido(a) porque supuestamente nadie te quiere.

¿Crees esto?

¿Estas 100% seguro (a) que es cierto?, NO. Nadie a ciencia cierta puede saberlo.

¿Cómo te sientes al saber que fuera cierto que nadie te quiere?, ¿mal, deprimido(a), triste, enojado(a)?

¿Cómo te sentirías sin creer esto? ¿Mejor?, ¿con más esperanza, con ilusión, y ganas de seguir tu búsqueda?

Ahora hay que invertir el pensamiento negativo original por lo contrario:

Alguien me va a querer. Eso es más posible que el pensamiento original.

VITAMINAS PARA BALANCE CEREBRAL Y REDUCCIÓN DE ESTRÉS

Prueba alguno de estos suplementos: Holy Basil, 5HTP*, o St John's Wort - Si eres de las personas que se preocupan mucho por todo y piensan demasiado, si tienes baja energía, depresión y dolor físico, puedes tomar 1 capsula de complejo B de 100mg con el desayuno y 500mg de vitamina B5, 100mg de vitamina B6, 2,500 micro gramos de vitamina B12 alrededor de medio día por 3 meses consecutivos.

El ejercicio físico mejora la circulación y oxigenación del cerebro y ayuda con la depresión.

El Omega 3 (fish oil) para la depresión, cambios drásticos de estado anímico, problemas bipolares y depresión posparto.

ANSIEDAD: La medicina para este problema, causa problemas cerebrales casi como los que ocasionan el alcohol (palabras utilizadas por mismos médicos, psicólogos y psiquiatras). Es mejor hipnosis, meditación, terapia de música, kava kava y aromaterapia de lavanda. Pero sobre todo COMER A LAS HORAS ADECUADAS Y NO BRINCARSE NINGUNA COMIDA.

Fuerza de voluntad y auto control: No dejes que tus niveles de azúcar (glucosa) choquen. Esto ocurre cuando no comes a tus horas o cuando estas bajo en niveles de vitaminas y minerales a causa del abuso de comida chatarra. Estos choques de azúcar causan comportamiento compulsivo y la inhabilidad de pensar claro. Come mini comidas que siempre tengan una porción pequeña de proteína.

Dormir menos de 6 horas, baja los niveles de serotonina del cerebro, lo cual causa ansiedad y conlleva a la depresión y con ello tendrás menos fuerza de voluntad.

En un cuaderno anota espáticamente tus metas y deseos y lo que esperas de tu pareja, trabajo, financieramente y en cuestión de salud. Pregúntate cada día: ¿mi comportamiento de hoy me está llevando a lograr mi meta?

Practica todos los días tu fuerza de voluntad, entre más lo hagas, más fuerte serás y más control de tu comportamiento tendrás.

Si a un niño pequeño de 4 o 5 años de edad le das todo lo que pide cuando lo pide, vas a crear a un monstruito. Por eso, debes enseñar a tus hijos a practicar el auto control y los limites. Que prefieres, ¿verlo llorar porque le dices "NO" cuando pide dulces con frecuencia?, o ¿prefieres verlo llorar cada vez que le inyectas insulina por haberle ayudado a desarrollarle diabetes?

Al decirle NO a un niño, le enseñas la palabra "NO" y su significado, con ello le estas inculcando a seguir diciendo "NO" en su vida adulta. Para desarrollar fuerza de voluntad debes aprender a decir no a ti y a otros. No gracias, NO quiero, NO gracias, estoy bien. Decir no, especialmente a las cosas que no son buenas para ti. Con el tiempo te darás cuenta que se te convertirá en un buen habito.

Por último, regula los niveles de los químicos del cerebro como serotonina, endorfinas y dopamina con la nutrición, el ejercicio y terapia. El 5htp y té de hoja verde ayudan a regular el funcionamiento del cerebro y ayudan a perder peso. Té verde en vez de café ayuda a prevenir la enfermedad del alzhéimer. El café en exceso, envejece el cerebro prematuramente. Si no puedes funcionar sin café, significa que no duermes suficiente, no comes bien, o estas adicto(a) a la cafeína. El café no es malo, este tiene antioxidantes, lo que hace daño es el exceso y los químicos de los endulzantes artificiales y "syrups", azúcar y grasas saturadas.

Primero enseña a tus hijos cuán importante es el cerebro y cada órgano del cuerpo, y luego ponles el ejemplo. Si ellos ven que sus propios padres comen sano, será más fácil que los hijos se acostumbren y vean la comida sana como algo normal.

La vejez del cerebro empieza cuando gastas más neuronas de las que puedas producir. El cerebro nunca deja de formar neuronas si lo cuidas y le cubres sus necesidades. El cerebro no termina de desarrollarse a los 25, nunca termina su desarrollo. Aprender algo nuevo cada día, ayuda a desarrollar el cerebro.

RECOMENDACIONES PARA CUIDAR TU CEREBRO

1.   **Ama tu cerebro y cuídalo:** No solo el alcohol, cigarro y drogas lo dañan, también la comida rápida, la soda, no dormir, trabajar como loco y no hacer ejercicio.

2.   **Protege tu cerebro:** El daño al cerebro puede dañar toda tu vida. Maneja con precaución autos seguros y abróchate el cinturón. No pegues a pelotas de futbol con la cabeza.

3.   **Deja de envenenar tu cerebro**: No tomes drogas, evita el cigarro, alcohol, exceso de cafeína, y productos químicos. Limpia tu hogar y tu lugar de trabajo protegiéndolo y asegurándote de tener la ventilación adecuada.

4.   **Protege tu memoria:** Préstale atención a la falta de memoria. Se corre más el riesgo de ser diagnosticado de alzhéimer cuando dejas que avancen los síntomas, porque luego ya no hay mucho que hacer. Después de los 50 años de edad, cada año no solo hay que revisar el colon sino el cerebro, y hay que hacer los exámenes escritos para ver cómo está el funcionamiento de este. Si es necesario, el doctor te dirá si hacer algún otro examen. El ejercicio pro

tege la memoria, por eso es sumamente importante que hagas ejercicio físico y ejercicio mental, con ello podrás mantener la mente fuerte y sana. Suplementos recomendados para enfoque mental y prevención de derrames cerebrales: Ginko Biloba, CoQ10 de 100mg, Sage, L-Carnitine, Holy Basil y Omega 3 (lee las recomendaciones de cada frasco).

5.   **Dormir:** El dormir bien o dormir mal, afecta la memoria, la concentración, el estado anímico y más riesgos de sufrir un accidente automovilístico. Asegúrate de disminuir el consumo de cafeína y alcohol y toma más agua y té verde, y de suplementos, prueba él té rojo, el suplemento de melatonina, valeriana, kava kava, y el 5HTP*.

6.   **Métodos:** Aprende métodos naturales y sanos para sanar el dolor físico, como: acupuntura, terapia musical, yoga, e hipnosis.

*(Personas tomando anti-depresivos prescritos y mujeres embarazadas deben evitar tomar e 5HTP).

ALIMENTACIÓN SANA PARA EL

CEREBRO

Proteína baja en grasa (pollo, pavo, claras de huevo, yogur natural, pescado y leguminoso).

Carbohidratos bajos en índice glicérico y altos en fibra (multigranos y vegetales de hoja verde).

Grasas sanas, especialmente ácidos grasos como omega 3, aceite de olivo, aguacate, semilla de linaza, aceite de cártamo, salmón, atún, almendras y nuez negra ("walnut"). Cada vez que comas algo pregúntate, ¿es esto bueno para mi cerebro, para mi corazón, para algo?

El hacer ejercicio, aumenta los químicos del bienestar del cerebro. Mínimo haz 30 minutos de ejercicio 3 o 4 veces a la semana, si no sabes qué tipo de ejercicio hacer, camina rápido hasta lograr 100 pasos por minuto. Nada, o camina dentro del agua en una piscina, camina o corre sobre la arena o cómprate una elíptica que puedas tener en tu casa.

El ejercicio mental es vital. Si no estimulas la producción de nuevas células del cerebro, estas mueren. Entre más estimulas al cerebro con aprendizaje nuevo todos los días a través de la lectura, más fácil se le hace formar estas células y usarlas. Usarlas significa que serás más inteligente.

IMPORTANTE: Es mucho más inteligente una persona que hace ejercicio, que estudia o lee, y que aprende cosas nuevas, que una persona que solo hace ejercicio. Actividades como aprender pasos de baile estimula el cerebro completamente porque involucra, el aprendizaje, la coordinación, la música y el ejercicio físico. Formar rompecabezas, aprender un nuevo idioma, visitar países nuevos, aprender a tocar un instrumento, etc., todo esto ayudara a prevenir enfermedades como alzhéimer y demencia. Enfermedades que están aumentando increíblemente entre hispanos.

Quienes toman alcohol, abusan de la cafeína, aquellos que no hacen ejercicio, quienes comen mal, quienes comen varias veces a la semana comida rápida "moderna", aquellos que fuman y/o usan drogas, corren más mismos riesgos de morir a los 60 años de edad.

Pensar y sentir negativo disminuye la creatividad y el aprendizaje, la imaginación y el enfoque del cerebro.

Ejercicio mental para ser feliz y pensar más positivo:

Escribe 5 cosas por las que estas agradecido(a) a Dios, o a ese ser superior en el que tu creas, o simplemente al universo. Medita durante el día sobre estas 5 cosas. Te darás cuenta que en 3 semanas mejorará tu cerebro y estado de ánimo.

SE MAS AGRADECIDO(A): Valora, aprecia y enfócate más en lo que amas de otros, que lo que odias o no te gusta de ellos. Todos tenemos áreas fabulosas y negativas en nuestro comportamiento y personalidad. Ayudar a otros es ayudarte a ti mismo. Gracias al Dr. Daniel G. Amen MD., por sus enseñanzas.

YO

MODULO III

ASÍ ES COMO YO COCINO

Antes que nada, quiero agradecerte por haber comprado este libro, el cual quizás sepas que existe porque escuchas mi show de nutrición en alguna estación de radio o porque alguno de mis radioescuchas lo está compartiendo contigo.

En esta sección quiero compartir contigo la forma en que yo cocino, lo cual si andas de prisa todo el tiempo y no te gusta estar metido(a) en la cocina, te encantaran porque son ideas para cocinar de una forma sencilla, rápida, deliciosa y sobre todo saludable. Estas recetas sin estructura convencional (porque te advertí que YO no cocino con recetas) te darán simplemente ideas de cómo cocinar sano utilizando ingredientes y condimentos que a ti te gusten. Re cordando siempre la estructura de la nutrición: ROTACIÓN, VARIEDAD Y BALANCE.

Ahora sí, manos en la cocina: Lo primero que debes preguntarte... ¿de cuantas formas puedo cocinar el pollo o las pechugas de pollo? Es increíble cómo puedes obtener un sabor tan único y delicioso del pollo, con tan solo rotar ciertos ingredientes y la forma en que lo cocinas. Por ejemplo, la misma pechuga de pollo cocida y deshebrada, la puedes utilizar para hacer tacos de pollo, tostadas de pollo, ensalada de pollo, pollo con papas etc... ¡¡¡¡Mmm mmm mmm!!!!

REGLAS DE METABOLISMO Y HORARIOS DE COMIDA

REGLAS DEL METABOLISMO

REGLAS DEL METABOLISMO:

Muy bien, ahora que ya tienes 7 ideas de cómo preparar el pollo, el cual es proteína, recuerda que debes acompañarlo con una porción de carbohidratos complejos como vegetales crudos y/o vegetales a vapor; también, debes agregar una porción de carbohidratos densos, los cuales los encuentra en alimentos de grano entero o de grano germi nado y en almidones. Los alimentos de grano germinado lo encuentras en el supermercado con el nombre de "Sprouted". Los almidones los encuentras en el camote y las papas; pero recuerda que de este tipo de carbohidrato "denso", es solo una ración pequeña de entre 100 a 150 calorías. Si sufres de diabetes o deseas bajar de peso, mantén tu porción pequeña de no más de 100 calorías de este tipo de carbohidrato en cada comida, o sea 4 veces al día, ya que debes comer alrededor de cada 3 horas.

HORARIOS DE COMIDAS:

No importa a qué hora despiertas, a esa hora empieza tu día y por ende, empiezas rompiendo el ayuno con un desayuno ligero pero nutritivo. Esta es la fórmula para saber a qué horas debes comer aunque tú no te levantes a la misma hora que afortunadamente me levanto yo. El desayuno debes consumirlo dentro de la primera hora en cuanto te despiertas, luego debes contar 2 horas para consumir un bocadillo (yogurt natural con ½ fruta pequeña y 4 nueces), después cuentas 2 horas para tu almuerzo, luego cuentas 3 horas para tu mini-comida, y por último, cuentas 4 horas para la cena. Y la cena debe ser 3 o 4 horas antes de dormir.

Por ejemplo, aquellas personas que trabajan súper temprano y se levantan a las 3:00 AM de la madrugada, su desayuno debe ser dentro de la primera hora, o sea antes de las
4:00 AM. Luego hay que contar 2 horas para el bocadillo,
en este caso sería a las 6:00 AM. Después hay que contar 2
horas para el almuerzo, y este seria a las 8:00 AM, y para la
comida hay que contar 3 horas, lo cual sería a las 11:00 AM,
y por ultimo para la cena hay que contar 4 horas, entonces estas personas que se levantan a las 3:00 AM deberían
cenar a las 3:00 PM. Para asegurarse que están descansan-
do suficiente, deberían ir a dormir 3 o 4 horas después de
la cena, lo cual quiere decir que deben irse a dormir a las 6
o 7 de la noche.

Otro ejemplo más, las personas que se despiertan a las 7:00
AM, su desayuno debería ser antes de las 8:00 AM, bocadillo a las 10:00 AM, almuerzo a las 12:00 PM, comida a las
3:00 PM y la cena a las 6 o 7 PM, y 3 o 4 horas más tarde hay
que irse a dormir, o sea, que si te levantas a las 7:00 AM, deberías cenar a las 7:00 PM, e irte a dormir entre 10 y 11 PM.

HAMBRE DE NOCHE: Si una hora antes de dormir te da hambre, recuerda que puedes consumir 100 calorías procedentes de proteína como 2 hojas de lechuga con un pedacito pequeño de pollo o claras de huevo (el pollo y las claras de huevo son proteína). De ser posible, evita antes de dormir, cereales, pan, tortilla o fruta. La ultima fruta la debes consumir con tu cena y en porciones de ½ taza o ½ fruta si la fruta es muy grande.

7 IDEAS PARA COCINAR POLLO

ASÍ ES COMO YO COCINO EL POLLO

IDEA NÚMERO UNO: *POLLO CON MANZANA*

Ingredientes:

2 pechugas

4 dientes de ajo pelados

1 trocito de jengibre ("Ginger") del tamaño de la mitad de tu dedo gordo

1 manzana pequeña con o sin piel cortada en trocitos no muy pequeños

1 pizca de sal y pimienta

½ cucharada de aceite de aguacate

PREPARACIÓN: (duración: *alrededor de 20 minutos*)

Solo tienes que poner sobre tu comal o cazuela, el aceite y las pechugas de pollo con hueso (este le da más sabor al platillo) pero sin piel. Sazónalas con la sal, pimienta y los ajos triturados. El fuego debe ser bajo y sin tapar las pechugas. Una vez que las pechugas obtienen un color doradito, le bajas al fuego y ahora si cubres la cazuela con una tapadera.

IDEA NÚMERO DOS: *POLLO ADOBADO*

Ingredientes:

2 pechugas de pollo sin piel

4 dientes de ajo

1 chile rojo seco (california)

1 jitomate pequeño

Una pizca de sal de mar

Una pizca de orégano seco

½ cucharada de aceite de aguacate

PREPARACIÓN: (duración: *alrededor de 30 minutos*)

Pones a hervir el chile con el jitomate, luego los mueles en la licuadora con el resto de ingredientes. Colar el adobo, es opcional. Cortas las pechugas de pollo en forma de filetes, las adobas y las dejas reposar por lo menos 5 minutos. Luego, en una cazuela, pones los filetes de pollo a cocinar.

IDEA NÚMERO TRES: *ASADO DE POLLO*

Ingredientes:

2 pechugas de pollo

4 dientes de ajo

½ taza de caldo de pollo

1 chile seco rojo (california)

2 jitomates medianos

¼ de una cebolla mediana picada en gajos

Una pizca de sal

½ cucharada de orégano

2 papas medianas cortadas en trozos no muy pequeños

PREPARACIÓN: (duración: *alrededor de 20 minutos*)

Las pechugas de pollo y las papas, las pones a hervir en 2 o 3 tazas de agua con una pizca de sal. Luego en otra hoya, pones a hervir los jitomates y el chile seco. En la licuadora agregas los jitomates, el chile seco, los dientes de ajo, el orégano y la sal. Una vez cocinadas las pechugas de pollo y las papas, todo lo cortas en trocitos como del tamaño de un dedo gordo de un hombre (es que las mujeres tenemos los dedos gordos por lo general muy pequeños) y las pones sobre una cazuela, donde vas a agregar el aceite, la cebolla, y la salsa del chile seco con los jitomates, el caldo de pollo y las especias. Tapas la cazuela y lo dejas hervir un poco para que el pollo y las papas absorban el sabor de la salsa.

IDEA NÚMERO CUATRO: *POLLO EN SU JUGO*

Ingredientes:

1 pollo entero sin piel y cortado

2 chiles secos rojos (california)

4 hojas de laurel

3 papas cortadas en cuatro partes cada una

½ taza de pimientos verdes cortados en rajas

6 dientes de ajo

Sal de mar

1 jitomate

½ de cucharadita de orégano

½ cebolla cortada en forma de gajos

PREPARACIÓN: (duración: *alrededor de 45 minutos*)

Este platillo es súper delicioso y fácil de preparar porque solo tienes que cocer los chiles y los jitomates y molerlos con los ajos, la sal y el orégano. Luego en una hoya grande agregas las piezas de pollo sin piel con esta salsa, y con las hojas de laurel. Todo lo dejas cocinar por 30 minutos y enseguida agregas las papas y lo dejas cocinar otros 10 minutos, y por ultimo agregas los pimientos verdes y algo de sal de mar y de nuevo lo dejas cocinar 5 minutos más y le apagas al fuego.

IDEA NÚMERO CINCO: *POLLO EN CHILE VERDE*

Ingredientes:

2 pechugas de pollo sin piel

4 dientes de ajo

4 chiles secos de árbol

2 chiles verdes jalapeños

6 tomatillos

½ jitomate

1 cucharadita de aceite de aguacate o de cártamo

Una pizca de sal de mar

¼ de cebolla

¼ de cucharadita de orégano seco

PREPARACIÓN: (duración: *alrededor de 20 minutos*)

Existen muchas recetas para preparar el chile verde, pero esta es la forma en la que yo la preparo. Pones a hervir las pechugas de pollo en agua. Mientras se cocinan, en un comal pones a asar los tomatillos, el jitomate, la cebolla, los chiles de árbol y los ajos. Una vez asados, los mueles en la licuadora con poquita agua, con una pizca de sal y con el orégano. Por último, en una cazuela agregas las pechugas de pollo deshebradas o en trozos como prefieras y las pones a cocinar con la salsa verde por unos cuantos minutos con 1 cucharadita de aceite de aguacate o de cártamo.

IDEA NÚMERO SEIS: *CALDO DE POLLO CON RAÍCES*

Ingredientes:

1 pollo entero o 4 pechugas de pollo cortadas en trozos medianos

1 nabo ("turnip")

1 colinabo ("rutabaga root")

Una pastinaca / chirivía ("parsnip")

Una raíz de apio ("celery root")

Una raíz de perejil ("parsley root")

1 papa morada

2 jitomates

1 cebolla

1 cucharada de aceite de semilla de uva, o de aguacate

6 dientes de ajo cortados por mitad

½ cucharada de orégano seco

½ cucharada de romero seco

1 litro de agua filtrada

Sal de mar

PREPARACIÓN: (duración: *alrededor de 45 minutos*)

La duración es de 45 minutos si se cocina el pollo entero, pero si solo son las pechugas de pollo, el caldo estará listo en aproximadamente 30 minutos. Este es un súper caldo que ayuda a recuperar a cualquier persona enferma, especialmente cuando no se tiene hambre o si estás pasando por la influenza. Lo único que tienes que hacer es pelar y cortar las raíces en trozos no muy pequeños y agregarlos a la hoya del pollo y el litro de agua, una vez que el pollo tenga 15 minutos en el fuego. Mientras el pollo y las raíces se cocinan, pon el jitomate y la cebolla con los dientes de ajo a guisar con la cucharada de aceite. Justo cuando estén el pollo y las raíces cocinados, agrega el jitomate, la cebolla, los ajos (previamente guisados) y pruébalo para ver si necesita un poquito más de sal.

NOTA: Las raíces las encuentras con sus nombres en Ingles, en el supermercado en la sección de vegetales frescos.

IDEA NÚMERO SEIS: *POLLO EN SALSA DE MOLCAJETE*

Ingredientes:

2 pechugas de pollo sin piel

2 jitomates medianos

2 tomatillos verdes medianos

4 chiles secos de árbol

4 chiles jalapeños frescos

6 dientes de ajo

½ cucharadita de aceite de cártamo o de aguacate

¼ de cucharadita de orégano seco

½ de cebolla cortada en trocitos pequeños

¼ de taza de cilantro picado

Sal de mar

PREPARACIÓN: Alrededor de 20 minutos. Este platillo es súper practico y delicioso para aquellos que gustan de lo picante y tradicional mexicano. La salsa de molcajete que no podía faltar en cada comida de mi padre. Mientras las pechugas de pollo cortadas en trozos pequeños se cocinan sobre la cazuela en el aceite, aprovechas y pones sobre el comal los jitomates, los tomatillos, los chiles secos y frescos y los ajos. Una vez asados, los mueles en un molcajete de piedra o en tu licuadora con el orégano y una pizca de sal, el secreto está en que no los súper muelas si usas la licuadora. Una vez molida la salsa de molcajete, la agregas a la cazuela del pollo, y si tienes caldo de pollo, le agregas un poquito o simplemente agua para que no quede tan espesa la salsa. Una vez que hierva el pollo con la salsa, agregas la cebolla y el cilantro y le apagas al fuego y tapas tu cazuela.

IDEA NÚMERO 7: *ENSALADA DE POLLO TRADICIONAL PERO SANA*

Ingredientes:

2 pechugas de pollo sin piel

1 papa morada mediana

1 zanahoria

½ taza de chicharos

¼ de taza de yogurt griego bajo en grasa

3 cucharadas soperas de "vegenaise" (mayonesa sin huevo)

½ cucharadita de ajo en polvo

PREPARACIÓN: (duración: *alrededor de 20 minutos*)

Pones a hervir las pechugas de pollo y los vegetales en agua sin sal. Una vez hervidas las deshebras finamente y las colocas en un refractario o contenedor para ensaladas. Cortas finamente los vegetales y los agregas al pollo deshebrado, agregas el yogurt y la "vegenaise", el ajo en polvo y la sal de mar. Mmm... ¡que rico!

NOTA: La "vegenaise" es un tipo de mayonesa sin huevo y sin colesterol. La consigues en el supermercado con ese nombre, si no la encuentras, pregunta a los empleados de tu súper.

7 IDEAS PARA COCINAR PESCADO

ASÍ ES COMO YO COCINO EL PESCADO

IDEA NÚMERO UNO: *CALDO DE PESCADO*

Ingredientes:

1 papa,

1 zanahoria,

1 "parsnip" (parece zanahoria blanca)

¼ taza de ejotes,

½ taza de "kale" picado,

1 libra de pescado blanco silvestre (wild,

2 jitomates,

5 dientes de ajo,

½ cebolla,

2 chiles jalapeños verdes,

1 cucharadita de aceite de aguacate, o de uva o de cártamo,

½ cucharadita de orégano,

½ cucharadita de romero,

Sal de mar

PREPARACIÓN: Alrededor de 15 minutos. Este caldo de pescado es súper fácil de preparar, nutritivo, bajo en grasa, y queda delicioso. Solo tienes que guisar en una sartén el jitomate, la cebolla, los jalapeños verdes sin semillas y cortados en rajas y los ajos en el aceite. Y el pescado lo pones a hervir en 2 o 3 tazas de agua con los vegetales cortados en trozos pequeños. Una vez que se guisan los condimentos, los agregas al caldo y agregas un poquito de sal de mar. A diferencia del caldo de pollo, en el caldo de pescado si puedes agregar los vegetales al mismo tiempo que empiezas a cocer el pescado, ya que el pescado se cocina en menos tiempo que el pollo.

IDEA NÚMERO DOS: *CEBICHE DE PESCADO*

Ingredientes:

2 filetes de pescado blanco silvestre (wild)

3 dientes de ajo

2 chiles jalapeños verdes

3 cucharadas de cilantro finamente picado

2 limones amarillos

1 limón verde

2 chiles secos de árbol

Una pizca de orégano seco

Una pizca de pimienta

Una pizca de sal de mar

1 jitomate crudo cortado en cuadritos súper pequeños

½ cebolla morada cortada en cuadritos súper pequeños

PREPARACIÓN: (duración: *alrededor de 15 minutos*)

Cortas el pescado en trocitos súper pequeños, y agregas todos los ingredientes. Una vez picados finamente, le exprimes los limones. Los chiles secos de árbol los asas sobre el comal y los picas finamente antes de agregarlos al cebiche.

IDEA NÚMERO TRES: *SALMON CON PIÑA*

Ingredientes:

2 filetes de salmón silvestre (wild), de 4oz cada uno

¼ de taza de piña fresca cortada en trocitos pequeños

2 dientes de ajo finamente picados

½ limón

½ cucharadita de romero

¼ de cucharadita de aceite de aguacate

Una pizca de sal de mar

PREPARACIÓN: (duración: *alrededor de 15 minutos*)

Delicioso, nutritivo, y muy fácil y rápido de preparar. Al pescado lo bañas con limón y le pasas ligeramente un poco de sal de mar. En un sartén, le agregas el aceite con los ajos picados y el romero, agrégale el salmón. Este, déjalo que ligeramente se dore a fuego un poco alto, luego lo volteas y agregas la piña, e inmediatamente le bajas al fuego. Déjalo sin tapadera, para que de esta manera no suelte sus jugos.

IDEA NÚMERO CUATRO: *2 TACOS DE PESCADO*

Ingredientes:

2 tortillas de maíz de preferencia orgánicas

4oz de pescado Sea Bass, o Tilapia

Una pizca de sal de mar

2 o 3 chiles serranos

1 chile seco de árbol, asado y picado

2 dientes de ajo finamente picados

1 jitomate

2 cucharadas de cebolla

½ cucharadita de aceite de aguacate

¼ te taza de repollo finamente picado

1 limón verde

2 cucharaditas de "vegenaise" (mayonesa sin huevo y sin colesterol)

1 cucharada de cilantro picado

Una pizca de orégano seco o fresco

1 cucharadita de vinagre de manzana

PREPARACIÓN: (duración: *alrededor de 15 minutos*)

Antes de cocinar el pescado, marínalo con la pisca de sal y el limón. Luego, colócalo sobre un comal, con el aceite y los dientes de ajo. Mientras se cocina, prepara la salsa. Es súper fácil, solo picas los jitomates, la cebolla y los chiles en cuadritos pequeños, les agregas el chile seco y el cilantro, y le agregas un chorrito de limón. Luego, en otro contenedor agregas el repollo finamente picado, le pones una pizca de sal, le agregas el vinagre, el orégano, y algo de limón. Una vez cocinado el pescado lo cortas en trozos, lo pones en las tortillas, agregas una cucharada de "vegenaise" (o yogurt griego con una pizca de sal si lo prefieres) en cada taco, luego pones el repollo con vinagre y la salsa de jitomate con cilantro. Mmm... mmm... ¡¡¡que ricos tacos!!!

NOTA: La "vegenaise" es un tipo de mayonesa sin huevo y sin colesterol. La consigues en el supermercado con ese nombre, si no la encuentras, pregunta a los empleados de tu súper.

IDEA NÚMERO CINCO: *"SANDWICH" DE ATÚN FRESCO*

Ingredientes:

4oz de atún fresco (ahí tuna -wild)

2 rebanadas pequeñas de pan germinado tostado ("sprouted" bread)

Una pizca de sal de mar

Pimienta

10 gotitas de aceite de olivo

½ cucharadita de vinagre balsámico

¼ de aguacate en rebanadas

2 hojas de lechuga

2 rebanadas de jitomate

4 rajas de pimientos verdes

1 cucharada de "vegenaise"

1 cucharada de mostaza amarilla

PREPARACIÓN: (duración: *alrededor de 15 minutos*)

Este es uno de mis "sándwiches" favoritos. Al filete de atún fresco, le pones súper poquita sal de mar, algo de pimiento y lo pones sobre el comal. No dejes que se cocine todo, sabe más rico si le dejas el centro un poco crudo. En cuanto se cocina, agrégale las 10 gotitas de aceite de olivo y la media cucharada de vinagre balsámico. Al pan tostado le agregas la "vegenaise" y la mostaza, le pones el filete de atún, agregas el aguacate, la lechuga, el jitomate, los pimientos y picante al gusto. Te sirves al lado un jalapeño en vinagre o fresco y a mordidas. ¡¡¡Te encantara!!!

NOTA: La "vegenaise" es un tipo de mayonesa sin huevo y sin colesterol. La consigues en el supermercado con ese nombre, si no la encuentras, pregunta a los empleados de tu súper.

IDEA NÚMERO SEIS: *PESCADO EN SALSA CHIPOTLE*

Ingredientes:

1 libra de pescado blanco silvestre (wild)

4 chiles chipotles cocidos

1 jitomate entero

6 dientes de ajo

¼ de cebolla cortada en rodajas

½ jitomate cortado en cuadritos pequeños

½ cucharada de romero seco

3 hojas de laurel

2 cucharadas de aceite de aguacate

½ pimiento verde ("bell pepper") verde cortado en rajas

½ taza de champiñones (bellas) o el que tengas disponible

1 papa pequeña cocida y cortada en trocitos pequeños

½ taza de chicharos

PREPARACIÓN: (duración: alrededor de 30 minutos)

Lo primero que te recomiendo es cortar todo mientras se cosen los chiles chipotles con el jitomate entero. Una vez cocidos, los mueles en la licuadora con los dientes de ajo, el romero y una pizca de sal. Si tu licuadora no muele muy bien, cuela la salsa. Ahora si, en una sartén agrega esta salsa chipotle, las dos cucharadas de aceite, los chicharos, los cuadritos pequeños de jitomate, la cebolla y las hojas de laurel. Si está muy espeso, agrega un poquito de agua filtrada. En cuanto empiece a hervir, inmediatamente agrega el pescado y el resto de los vegetales con una pizca de sal de mar.

IDEA NÚMERO SIETE: *ENSALADA DE SALMON*

Ingredientes:

8oz de salmón silvestre (wild)

1 taza de pasta de espiral de arroz integral

½ taza de champiñones

½ limón amarillo

½ taza de chicharos

½ taza de pimientos amarillos

2 cucharadas de aceite de oliva extra virgen ("cold press")

Una pizca de sal de mar

Pimienta

1 cucharada de vinagre de manzana

PREPARACIÓN: (duración: alrededor de 20 minutos)

Súper fácil, solo tienes que asar el salmón sobre el comal con una pizca de sal, pimiento y limón. En el contenedor de ensalada vas a agregar todos los vegetales cortados en trocitos y crudos, excepto los chícharos, estos hay que cocerlos cuando pongas a hervir la pasta de arroz integral. Una vez destilada la pasta y los chicharos, juntas todo con el resto de vegetales y agregas el vinagre, el limón, el aceite de olivo, y el pescado en trocitos.

7 IDEAS PARA COCINAR LAS CLARAS DE HUEVO

ASÍ ES COMO YO COCINO LAS CLARAS

IDEA NÚMERO UNO: CLARAS DE HUEVO CON CHORIZO

Ingredientes:

4oz de claras de huevo

2oz de chorizo de soya

1 cucharadita de aceite de cártamo

1 cucharadita de cebolla en trocitos

2 cucharadas de jitomate en trocitos

3 hongos cortados en trocitos

1 cucharada de pimientos verdes en cuadritos

2 tortillas de maíz o 1 tortilla germinada pequeña

PREPARACIÓN: (duración: alrededor de 10 minutos)

La duración de esta, es dependiente de que tan rápido sepas cortar. Lo primero es cortar las tortillas en trocitos no muy pequeños y dorarlas en el aceite. Una vez doradas, las quitas y en la misma cazuela, guisas el chorizo de soya, luego agregas todos los vegetales y las tortillas, al igual le pones las claras de huevo. Este platillo lo puedes utilizar para el desayuno, almuerzo, comida o cena y está súper completo porque tiene proteína (claras), carbohidratos complejos (vegetales), también tiene carbohidratos densos (tortillas), grasa buena, aceite de cártamo y suficiente fibra de los vegetales. Lo sirves con un licuado de vegetales con fruta y listo, a nutrirte y a recuperar tu peso, pero sobre todo..., a sanar y evitar la comida "moderna" procesada.

IDEA NÚMERO DOS: TACOS DE CLARAS DE HUEVO Y VEGETALES

Ingredientes:

2 tortillas de maíz

4oz de claras de huevo

4 rebanadas de aguacate

¼ de pepino cortado en tiras

4 rebanadas de jitomate

2 hongos en trocitos

Una pizca de ajo en polvo

½ limón amarillo

2 hojas de lechuga

1 cucharada de aceite de aguacate o de cártamo

PREPARACIÓN: (duración: alrededor de 10 minutos)

Todos los vegetales se cortan y se ponen en un plato con una pizca de sal y limón. En el aceite guisas las claras de huevo solas con ajo en polvo y sin sal. Calientas las tortillas, agregas las claras y los vegetales crudos y a disfrutar otro platillo con claras de huevo, súper bajo en calorías y alto en valor nutritivo.

IDEA NÚMERO TRES: CLARAS DE HUEVO CON FRIJOLES Y CHILE

Ingredientes:

1 tortilla germinada

4oz de claras de huevo (alrededor de 4 claras)

¼ de taza de frijoles

1 cucharada de aceite de cártamo o de semilla de uva

Una pizca de sal

1 cucharada de cebolla en trocitos,

Ajo en polvo

2 chiles jalapeños verdes

2 rebanadas de jitomate en trocitos

1 cucharadita de cilantro

1 chile seco de árbol asado y cortado finamente

1 cucharada de yogurt griego natural

PREPARACIÓN: (duración: alrededor de 10 minutos) En la cazuela con el aceite cocinas primero los chiles jalapeños verdes y el chile de árbol. Agregas la cebolla, esperas uno segundos y luego agregas, el jitomate, el ajo en polvo o ajo fresco, la pizca de sal, y al final agregas el cilantro y las claras de huevo. Machaca tus frijoles sin grasa y los sirves con las claras de huevo y las tortillas. El yogurt griego es mejor que la crema agria, solo tienes que agregar una pizca de sal.

IDEA NÚMERO CUATRO: CLARAS DE HUEVO CON PAPAS EN CHILE

Ingredientes:

4oz de claras de huevo

½ papa pequeña

½ jitomate

2 chiles serranos

2 chiles secos de árbol

1 pizca de sal

1 cucharada de cebolla en trocitos

1 cucharada de aceite de cártamo

1 diente de ajo finamente picado

1 tortilla de maíz

PREPARACIÓN: (duración: alrededor de 10 minutos)

Primero cosa unos minutos la papa en poquita agua. Mientras cortas los chiles, asegúrate de quitarles las semillas, asa en el comal los chiles de árbol. Ahora si en tu sartén, pon el aceite y agrega los chiles, y la cebolla, luego el jitomate, el ajo, y las papas. Al final agregas las claras de huevo. La razón por la cual te recomiendo con este platillo solo una tortilla, es porque estas consumiendo ½ papa, la cual pertenece al mismo grupo alimenticio. Si agregaras la papa entera, no sería recomendable comer pan o tortilla. Si prefieres 2 tortillas, entonces no agregues papa al platillo.

IDEA NÚMERO CINCO: OMELETTE DE CLARAS CON TOCINO

Ingredientes:

4 oz de claras de huevo

1 tira de tocino de pavo

1 cucharada de pimientos rojos

1 cucharada de hongos picados

2 cucharadas de espinacas picadas

1 cucharada de aceite de cártamo o de aguacate

1 pizca de sal

1 pizca de ajo en polvo

PREPARACIÓN: (duración: alrededor de 10 minutos)

El secreto para un "omelette" perfecto es utilizar una cazuela pequeña y cocinar las claras a fuego súper bajo. Primero agregas el aceite, luego bates bien las calaras con el ajo en polvo, y las pones a cocinar. Una vez cocinadas casi en su totalidad, volteas las claras e inmediatamente pones en el centro el tocino de pavo previamente guisado sin grasa y cortado en trocitos pequeños, también agregas el resto de los vegetales y la pisca de sal de mar, y con cuidado doblas las claras como formando un taco y lo dejas un par de minutos para que ligeramente se cocinen los vegetales pero a la vez para que queden crujientes. Lo sirves con un pan germinado o pan multigrano tostado, con un licuado de vegetales y fruta o simplemente un vaso de leche orgánica.

IDEA NÚMERO SEIS: CLARAS DE HUEVO CON CHILAQUI-LES

Ingredientes:

2 tortillas de maíz

1 ½ cucharada de aceite de cártamo

4oz de claras de huevo

1 jitomate

2 tomatillos

3 chiles jalapeños verdes

2 chiles secos de árbol

½ chile seco rojo (california)

1 o 2 dientes de ajo

1 pizca de orégano

1 pizca de sal de mar

1 cucharada de cebolla

1 cucharada sopera de yogur griego natural

1 cucharada de queso mozzarella rallado

PREPARACIÓN: (duración: alrededor de 30 minutos)

Aunque la duración es de 30 minutos, vale la pena cocinar esto cada 15 días. Primero pones a hervir en agua con el jitomate, los tomatillos, los chiles jalapeños sin semilla y los chiles secos. Mientras se cocinan, pon el aceite en la sartén y dora las tortillas cortadas en pedacitos pequeños como del tamaño de una moneda de 25 centavos, pero imagínala cuadrada. Una vez cocinados los jitomates y los chiles, muélelos en la licuadora con el ajo, el orégano y la sal. No tires el agua donde cociste los jitomates. Ahora sí, sobre las tortillas doradas, agrega las claras de huevo y en cuanto las claras estén listas, agregas rápidamente la salsa y agregas un poquito de agua de los jitomates para que no quede la salsa tan espesa. Ahora mezcla la cebolla con una pizca de orégano y agrégala sobre los chilaquiles. El queso que es "casi casi" como adorno, lo agregas al final cuando todo está aún caliente.

IDEA NÚMERO SIETE: ENSALADA DE CLARAS DE HUEVO

Ingredientes:

4 claras de huevo cocidas

2 cucharadas de "vegenaise" (mayonesa sin colesterol)

1 pizca de ajo en polvo

1 pizca de sal de mar

Pimienta negra

½ varita de apio crudo cortado en trocitos súper pequeños

1 cucharada de cebolla finamente cortada

2 cucharadas de pepino finamente cortado sin piel y sin semillas

PREPARACIÓN: (duración: lo que duran las claras de huevo en cocinarse)

El decir que la duración es lo que duran las claras de huevo en cocinarse, es decir unos cuantos minutos. Esta es la ensalada más rápida del mundo, porque solo tienes que cortar los vegetales y mezclar con las claras de huevo, las cuales te recomiendo que una vez cocinadas, la machaques con el machucador de frijoles, así de fácil. Se mezcla todo bien... ...y listo para poner sobre 2 tostadas pequeñas o en un sándwich de pan germinado.

NOTA: La "vegenaise" es un tipo de mayonesa sin huevo y sin colesterol. La consigues en el supermercado con ese nombre, si no la encuentras, pregunta a los empleados de tu súper.

INSTAGRAM

Para ver más fotografías como estas de las comidas que yo cocino y sus recetas, visita mi cuenta de Instagram. Estas fotografías te pueden dar una idea de lo sencillo que es cocinar saludablemente sin sacrificar el sabor. La forma en que yo cocino no es sofisticada, y es para personas que no tienen tiempo de estar horas en la cocina y a las que no les molesta cocinar de una forma sencilla. También es para aquellas que desean comer más saludablemente y menos comida procesada.

En Instagram me puedes encontrar con el siguiente nombre: LUZMABRISENO

Sin espacios, exactamente como está escrito aquí.

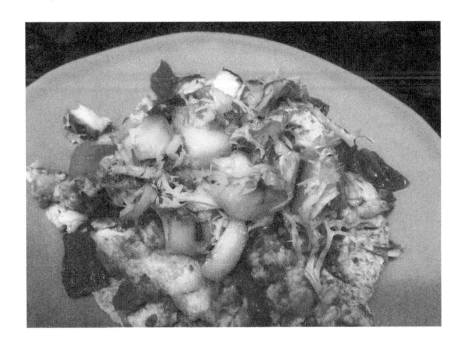

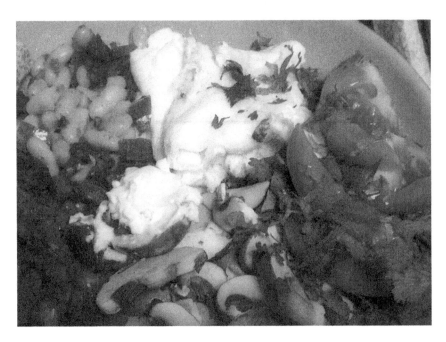

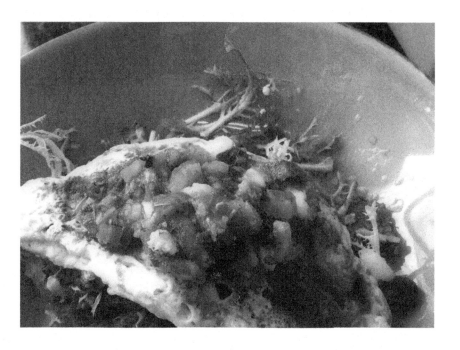

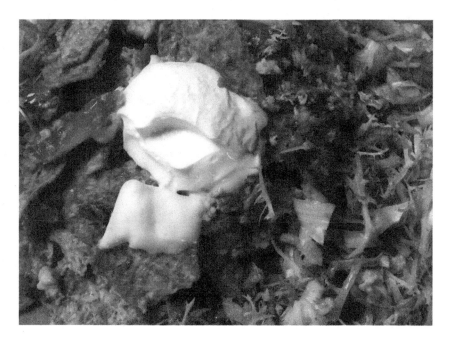

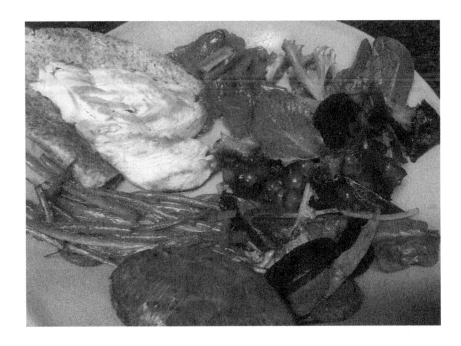

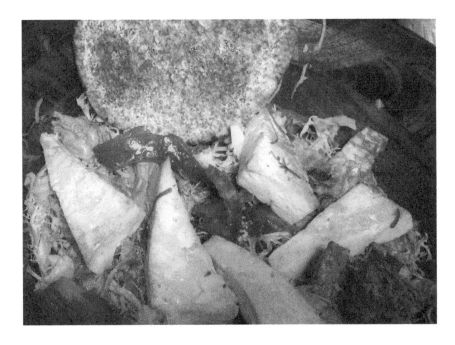

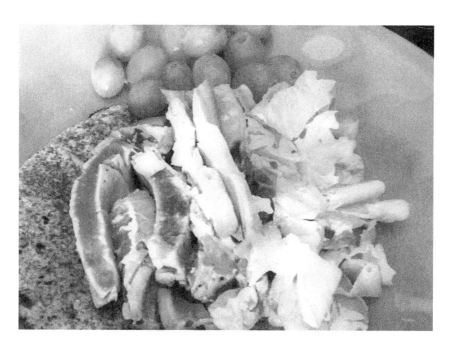

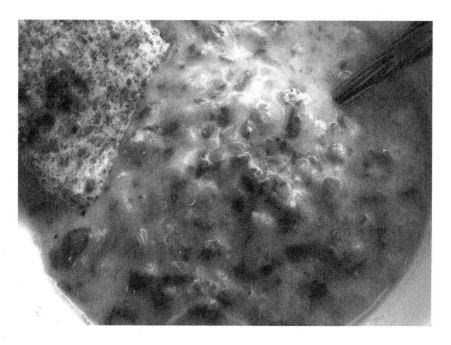

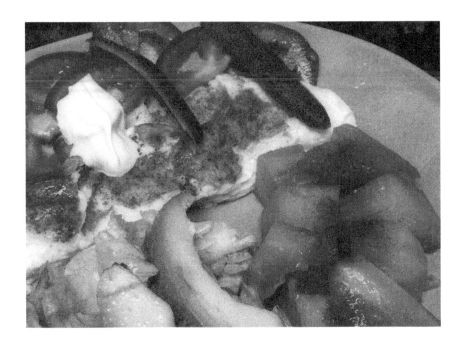

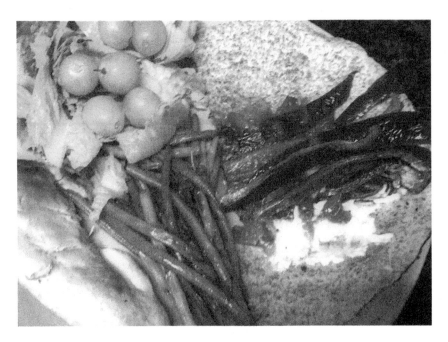

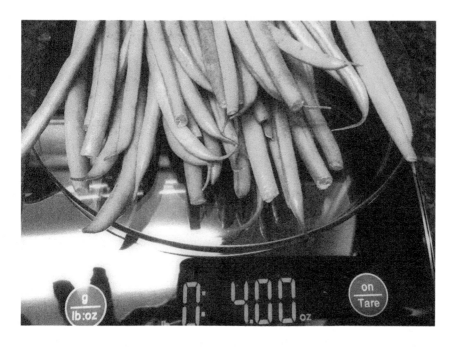

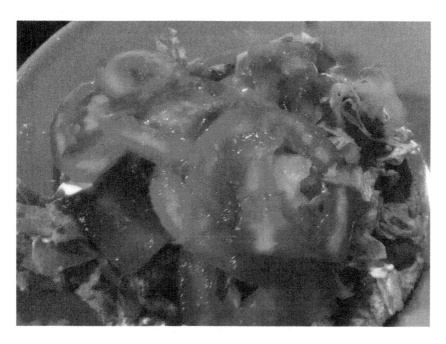

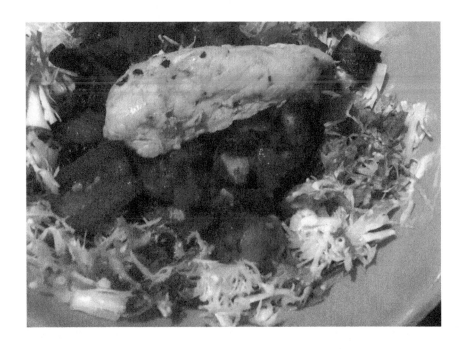

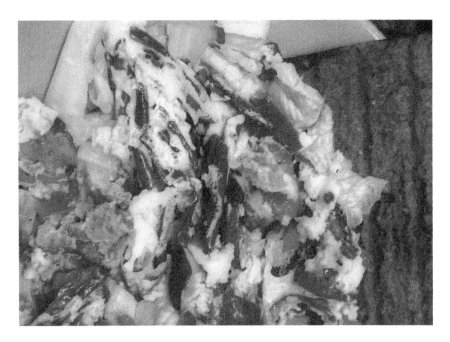

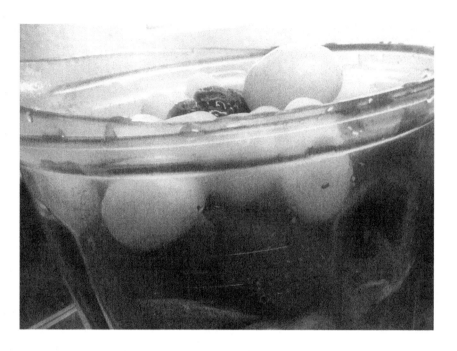

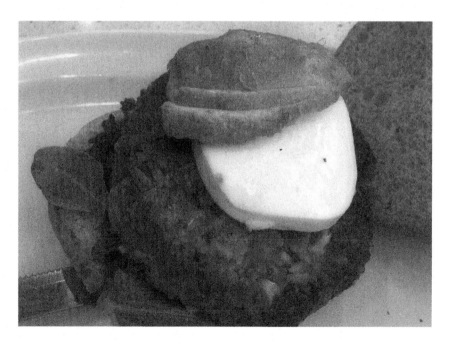

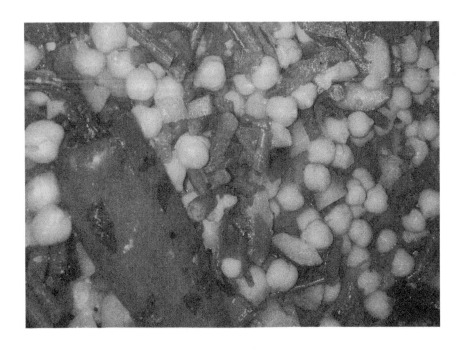

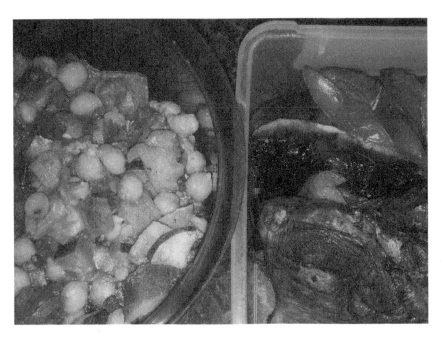

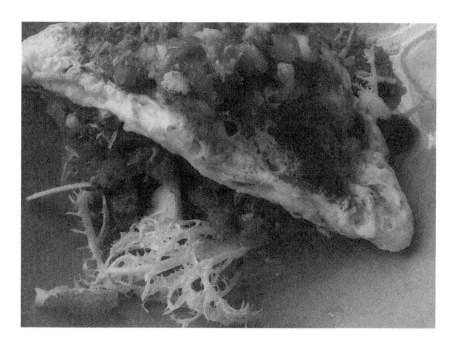

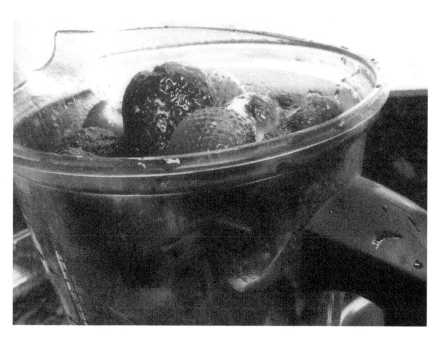

COMO AGREGAR MAS VEGETALES Y PROTEÍNA

VEGETAL A TUS ALIMENTOS

Lo más difícil ya paso. Ahora que tienes ideas de cómo cocinar la proteína, es importante compartir contigo ideas de cómo preparar otros platillos que contengan proteína vegetal. Ya que esta sección del libro se llama "ASÍ ES COMO YO COCINO" - sin recetas ni fotografías", entonces te hablaré de cómo yo preparo mi proteína vegetal. LA SOPA DE LEGUMINOSA, una de mis favoritas. La cual la puedes preparar para toda la semana.

Solo tienes que poner a remojar en partes iguales, el garbanzo, el frijol, la lenteja y el frijol de soya. Si los consigues germinados, mucho mejor. Una vez remojados toda la noche, en la mañana los lavas y les cambias el agua y los pones a cocinar. Mientras se cocinan, en un sartén grande, pones a guisar en aceite de aguacate, o de uva, o de cártamo (el aceite de olivo no es para cocinar, es para poner en frio en tus ensaladas), los vegetales como chicharos, ejotes, hongos, pimientos, jitomate, cebolla, ajo, sal de mar y una pizca de orégano. Todos estos ingredientes ayudan a prevenir los diferentes tipos de cáncer. Una vez guisados los vegetales, los vas a agregar a la hoya de la leguminosa, cuando sea tiempo de poner la sal. Una vez todo junto, los dejas cocinar por unos 2 o 3 minutos y le apagas al fuego. Cuando sirvas esta sopa, hazlo con una porción de pan multigrano o tortilla para obtener la proteína vegetal completa.

Ahora te voy a dar una idea de cómo preparar los champiñones BELLAS o PORTOBELLOS. Yo los cocino de una forma sencilla con mis ingredientes favoritos. Tú puedes cambiar los ingredientes por condimentos que más te gusten. Si pones un hongo portobello simplemente asado con unas gotitas de aceite de cártamo con una pizca de sal sobre un pan multigrano tostado y lo comes como si fuera un sándwich, al cual agregas lechuga jitomate, mostaza, y pepino fresco o jalapeño verde; ahí tienes una proteína vegetales por la combinación de este tipo de champiñón con granos.

Otra idea de cómo combinar tu proteína vegetal para esos días en los que necesitas desintoxicarte o bajar más rápido de peso sin dejar de comer; la combinación de ARROZ INTEGRAL CON FRIJOLES, te proporciona la proteína completa con todos los aminoácidos que el cuerpo requiere para reparar las células del cuerpo y nutrir el cerebro y el sistema nerviosos central. Los aminoácidos, míralos como el hilo y la aguja del cuerpo, los cuales reparan células en todas las áreas del organismo. Solo tienes que consumir la cantidad adecuada de arroz, el cual es ½ taza, y el frijol, otra ½ taza. Para mejor nutrición, no olvides las enzimas digestivas de los vegetales crudos como algo tan simple como un pico de gallo con nopales, jitomate, cebolla, cilantro, jalapeño fresco y aguacate.

Más PROTEÍNA VEGETAL - Esta también la encuentras en la combinación de leguminosa con granos como quínoa, millet (este es un grano que aporta una cantidad muy alta de hierro y magnesio), buckwheat (este último, es un substituto de grano más saludable que el grano porque no tiene gluten y viene de una semilla familia del vegetal ruhbarb, y si lo combinas con chicharos, ejotes, o cualquier legumbre (lenteja, garbanzo, frijol) se convierte en proteína vegetal. La forma en que se cocinan estos granos es muy sencilla, con agua, una pizca de sal de mar, y una cuchara dita de aceite de uva o de cártamo. Pero que quede claro que tienes que combinar en partes iguales una porción de granos enteros con una porción de leguminosa (chicharos, ejotes, garbanzo, lentejas, frijol, habas).

HAMBURGUESA VEGETARIANA

Quizás haya diferentes recetas para preparar las hamburguesas vegetarianas, pero yo preparo mi "veggie burger" de una manera súper sencilla y nutritiva.

Lo único que tienes que hacer es agregar los siguientes ingredientes en tu procesador de comida o en una licuadora, pero que no se muelan demasiado.

2 cucharadas de Cebolla

1/4 de taza de hongos (prefiero los portabellos o bellas)

1/3 de taza de frijol negro

1 pizca de comino

1 cucharada de chile California en polvo

1 pizca de sal de mar

1 clara de huevo y pimienta al gusto

Una vez que todo este "semi-molido", lo unes y lo pones sobre el comal con unas gotitas de aceite de aguacate y listo. El aderezo un tanto diferente que se recomienda para este tipo de hamburguesa es el conocido con el nombre de Alioli. Así es como yo lo preparo.

Aderezo Alioli:

Muele en tu procesador o licuadora: 1 cucharada de Vegenaise, 1 cucharada de chile chipotle (cocido y molido con 1 diente de ajo, ½ cucharadita de aceite de olivo y una pizca de sal de mar).

Nota: Te recomiendo el pan para hamburguesa germinado ("sprouted bread"). Lechuga romana, jitomate, aguacate, cebolla y pepino fresco. Te encantara.

SOPA DE TORTILLA SALUDABLE

En un sartén guisas con aceite de semilla de uva o de cártamo:

2 cucharadas de cebolla morada

¼ de taza de pimientos verdes cortados en trocitos pequeños

3 dientes de ajo finamente picados

1 pizca de comino

2 cucharadas de chile california cocido y molido (o 1 cucharada de chile california en polvo)

3 cucharadas de jitomate en trocitos pequeños y una pizca de sal de mar

Una vez todo guisado, lo mueles y lo regresas al sartén y le agregas un poco de caldo de pollo. Una vez que empieza a hervir, le apagas al fuego y le agregas 1 cucharada de yogurt griego bajo en grasa sin sabor y ½ tortilla germinada tostada y cortada en tiritas delgadas y pequeñas. Se sirve con unos trocitos de aguacate, cilantro picado y cebolla finamente picada.

ENSALADA DE REPOLLO CONOCIDA EN INGLES COMO "COLESLAW"

En un contenedor para ensalada agregas:

1 taza de repollo morado finamente rallado

1 zanahoria rallada

Para el ADEREZO le agregas:

1 cucharadita de miso blanco (frijol de soya fermentado)

1 o 2 dientes de ajo

1 cucharadita de vinagre blanco de arroz para variar el sabor y hacerlo dulce

1 cucharadita de aceite de semilla de sésamo

1 o 2 cucharaditas de jugo de naranja fresco

1 cucharada sopera de semillas de sésamo ligeramente tostadas

ENSALADA DE "ARUGULA"

La "Arugula" también conocida como rúcala es una planta de hoja verde utilizada en este país para preparar ensaladas. Además de tener todas las propiedades de la vegetación verde, como antioxidantes, vitamina A, vitamina C, y fibra, también tiene un sabor extraordinario.

Solo agrega:

½ cucharadita de aceite de olivo

Un poquito de limón amarillo

Unas gotitas de vinagre balsámico

Puedes agregarle lo que más te guste, ya sean unos trocitos de fresas y nueces, o un par de champiñones en trocitos, jitomates pequeños "cherry", y algunas rajas de pimientos verdes o amarillos.

ENSALADA ARCOÍRIS

A esta ensalada le llamo Arcoíris porque es una ensalada llena de colores brillantes y precisamente estos colores son los que traen a tu platillo, una descarga de "Antioxidantes", los cuales son vitales para evitar la oxidación de las células del cuerpo. Este tipo de ensaladas son curativas, porque en estas encuentras todo tipo de vitaminas, minerales y fibra.

Es súper sencillo preparar esta ensalada, solo tienes que picar finamente vegetales y frutas de diferentes colores como:

Trocitos de betabel

Trocitos de pepino

Pimientos amarillos

Un poco de kale picado

Zanahoria por lo anaranjado (beta carotenos)

Jitomates "cherry"

Unas cuantas "cranberries" (arándanos) secos por lo del color rojo obscuro

3 o 4 uvas moradas

Un par de hongos por lo gris (zinc)

Un dátil también finamente picado (hierro)

Una cucharadita de pepitas de calabaza (zinc, calcio)

En esta ensalada estas incluyendo colores como morado, verde, anaranjado, amarillo, rojo, gris y purpura. Para el aderezo, uno de mis favoritos:

1cucharadita de miel de abeja

Limón

1 pizca de sal

1 cucharadita de aceite de olivo

Esta ensalada la puedes acompañar con tu filete de pechuga de pollo, y con una ración de pasta de arroz integral.

ENSALADA DE FRIJOL NEGRO

Esta ensalada, también es muy sencilla de preparar, súper rica y nutritiva. Si tienes frijol negro cocido, toma una taza y remueve el jugo o enjúgalos. Agregas el frijol a tu contenedor de ensalada:

Picas un poco de mango en trocitos, 4 hongos picados en rodajas, rallas 1 zanahoria, agrega unos trocitos de pimiento verde en cuadritos pequeños.

Solo te falta el aderezo. Mi aderezo favorito para esta ensalada es el vinagre de manzana, limón y aceite de olivo. Pero si prefieres lo cremoso, puedes utilizar el yogurt griego con una pizca de sal. Esta ensalada la puedes acompañar con claras de huevo para complementar la proteína, y con una rebanada de pan tostado multigrano.

TACOS (WRAPS) DE POLLO EN HOJAS DE LECHUGA

Estos tacos, los puedes preparar en alguna de tus reuniones familiares o simplemente porque están riquísimos, fáciles de preparar y sobre todo porque son súper saludables.

PREPARACIÓN: Guisas 1 libra de pollo molido en 2 cucharadas de aceite de cártamo, 1 cucharada de salsa de soya, 1 cucharada de vinagre de arroz (rice "wine vinegar"), ½ cucharadita de jengibre ("ginger") rallado y ¼ de taza de cebolla picada en trocitos pequeños.

Una vez cocinados, agrega sal de mar y pimienta, y déjalo cocinar por un par de minutos más. Lava y seca hojas de lechuga romana o lechuga "butter lettuce", esta última lechuga es deliciosa y familia de la planta de girasol.

SOPA DE GARBANZO

Preparar sopa de garbanzo, es preparar una comida completa para diabéticos, personas con sobrepeso, o personas que quieren mantenerse sanas. La sopa de garbanzo ayuda a regular el azúcar (glucosa) de la sangre, mantiene los intestinos en movimiento por su alto contenido de fibra, y te satisface por 3 horas si la preparas con vegetales.

PREPARACIÓN: Lo primero que debes hacer es remojar el garbanzo durante toda la noche, luego por la mañana lo lavas y lo pones a cocer. Mientras se cocina, en una sartén guisas en poquito aceite de aguacate:

1 jitomate picado

2 dientes de ajo

¼ de cebolla en rajas

1 pizca de sal

2 calabacitas verdes medianas cortadas en cuadritos pequeños

Una vez cocinado el garbanzo lo agregas al sartén de las calabacitas y le pones una pizca de orégano y otra de romero y lo dejas en el fuego por 2 o 3 minutos para que obtenga mejor sabor. Al comer esta sopa, la cual es una taza por ración, puedes agregar limón y chile "cayenne". El chile "cayenne" en polvo es bueno para la circulación, y también está cargado de propiedades anti-cancerígenas. Para complementar la sopa, esta se sirve con 1 tortilla germinada o con 1 rebanada de pan tostado multigrano o germinado.

ASÍ ES COMO YO COCINO EL TOFU

Ahora hablemos del tofu. El tofu es una proteína procedente del frijol de soya. Tanto la soya como el tofu, proporcionan una fuente de proteína vegetal completa y baja en calorías y sin grasa saturada. Lo único que debes saber es que la proteína procedente de la soya es un tema controversial, por lo siguiente que te explicaré.

Es un mito que la soya causa desbalances hormonales, por el contrario, ayuda con los des-balances hormonales en la mujer durante la menopausia. Pero para que las substancias conocidas como "fito-estrogenos" realmente ayuden a disminuir los síntomas y malestares durante la menopausia, la mujer debe consumir cantidades concentradas de

esta. Estamos hablando de 4 o 5 raciones de diferentes alimentos procedentes de soya como la proteína en polvo de
soya, leche de soya, chorizo de soya, yogurt de soya, queso
de soya, tofu y frijol de soya, incluyendo el frijol verde en
vaina conocido como "edamames". Por otra parte, niños,
al igual que mujeres en edad fértil y hombres de todas las
edades, también pueden tomar ventaja de este tipo de proteína tan completa y saludable, siempre y cuando no exce-
dan su consumo a no más de 2 raciones de alimentos de
soya al día. Por ejemplo, un vaso de leche de soya y una
porción de queso de soya.

Por último, la soya es recomendada consumirla orgánica o
certificada "kosher", con ello te aseguras de no consumir
soya genéticamente modificada o con aditivos como MSG
(monosodium glutamate). Las únicas personas que deben evitar el consumo de alimentos de soya, son aquellas
quienes son alérgicas a la soya o que su médico les haya ad-
vertido por alguna condición médica evitar este tipo de alimentos. De otra forma, disfruta de los beneficios de la soya
para reemplazar algunas proteínas de procedencia animal.

VEGETALES NO MUY COMUNES ENTRE HISPANOS PERO VITALES

Ahora hablemos sobre los vegetales que no son tan populares entre nuestra comunidad hispana, pero que si los empiezas a integrar en la alimentación tuya y/o de tu familia. Tendrás garantizada, una mejor salud, un peso ideal y sobre todo un sistema inmunológico fuerte para luchar contra cualquier enfermedad genética, o no genética.

EL "KOHOLRABI"

Un vegetal para DIABÉTICOS, es un vegetal muy popular en Europa y familia de los NABOS, el cual se puede consumir crudo en las ensaladas o en los licuados de vegetales, o también se puede agregar al caldo de pollo o a la sopa de verduras. Este vegetal también es curativo y alto en antioxidantes y fibra. Ayuda a regular el azúcar en la sangre, mejorando la prediabetes y DIABETES. Otras de sus propiedades incluyen el bajo contenido de calorías (19 calorías por ½ taza), su alto contenido de potasio, calcio, vitamina A y vitamina C.

LA BERENJENA

Este es un vegetal súper curativo por sus antioxidantes (protegen las células del cuerpo de la oxidación), por ser alto en fibra y ser delicioso. Solo lo tienes que poner en rodajas sobre el comal con una pisca de sal y unas gotitas de aceite. Luego, en una cazuela guisas jitomate, cebolla, ajo, orégano y chile jalapeño verde. Seguido, pones a tostar un pan multigrano, y sobre el pan pones la rodaja de berenjena asada, agregas a este el guisado de verduras. De otra manera, simplemente guisa la berenjena en trocitos con estos mismos ingredientes y la sirves con tortilla y una porción de claras de huevo o pollo.

EL KALE

Este es un vegetal de la familia de los crucíferos, alto en nutrientes para el metabolismo, la glándula tiroides y la energía del cuerpo, incluyendo calcio, hierro y yodo. El "Kale" lo puedes agregar a tus sopas, crudo en tu ensalada, crudo en los licuados de vegetales, o simplemente usarlo para tratar enfermedades de la tiroides.

Si sufres de hipertiroidismo (tiroides rápida), deberías

consumir el "Kale" y el resto de crucíferos (brócoli, coliflor, repollo, col de Bruselas – colecitas y "Kale") crudos en forma de licuado. Pero si sufres de hipotiroidismo (tiroides lenta), debes consumir este grupo de vegetales cocinados, y de preferencia molidos.

La forma más aconsejable de consumir crucíferos es mezclándolos con otros vegetales, 2 veces al día. Por ejemplo, si vas a consumir los crucíferos crudos, cuando hagas tu licuado de vegetales puedes poner un día, pepino, perejil, manzana y brócoli. Puedes hacer este licuado para tomarlo varias veces al día. Al día siguiente es recomendable que cambies de crucífero y en lugar de brócoli, puedes agregar una porción de coliflor en tu licuado con el resto de vegetales.

Otros vegetales no muy utilizados por la comunidad hispana, comenzando con las raíces que integré en una de las recetas de pollo como: "rutabags", "turnips", "parsnips" y raíces de apio y de perejil. También deberías optar por consumir un vegetal que nunca hayas probado una vez a la semana. Quizás las hojas verdes de mostaza "(mustard Green") o las hojas de col verdes como ("collard greens"), o las alcachofas de Jerusalén ("jerusalem artichocke"), esta alcachofa es excelente consumirla para la diabetes, cruda sobre tu ensalada es súper deliciosa.

RECUERDA: Si está en la sección de vegetales, es vegetal y no le debes temer. Lo puedes comer crudo o cocinado. Lo importante es que decidas hacer un cambio en tu estilo de vida alimenticio. Todo es posible sanar con nutrición…, si te lo propones. Restablecer el balance de tu cuerpo y sanar, depende de ti y de cuan bien quieras respetar las reglas de tu cuerpo. Todo lo que hacemos tiene consecuencias; por eso, en mi show siempre digo al final del programa que "lo que comiste ayer te está afectando hoy, y lo que comas hoy, te afectara mañana".

LOS LICUADOS DE VEGETALES

SON CURATIVOS

Si prefieres comer tus 5-9 raciones de vegetales y fruta en forma de ensaladas o agregándoselos a tus platillos, adelante; pero si te cuesta trabajo comer tantas porciones cada día o simplemente te da flojera masticar, para ti son los licuados de vegetales con fruta. Si una porción de fruta y vegetales equivale a ½ taza o 1 taza de lechuga, entonces, si pones 2 tazas de vegetales mixtos con 2 raciones de fruta, y los tomas en forma de licuado a lo largo del día, ya no te tienes que preocupar por comer vegetales. Tanto la fibra como las vitaminas y minerales de estos vegetales, estarán en tu estomago e intestino delgado dándote nutrientes, no tendrás el hambre feroz que acostumbras tener cuando te brincas el desayuno o cuando no comes a tus horas.

Es tan fácil preparar licuados que hasta un niño los pudiera preparar. En una licuadora, solo tienes que poner 2 raciones de vegetales, 1 ración de fruta, y 2 raciones de agua. Para que sepan a limonada, puedes agregar el jugo de uno o dos limones, o si prefieres el limón entero sin piel y sin semillas (la piel de limón no hace daño pero amarga el licuado). Para endulzarlo, compra en el supermercado el endulzante "STEVIA", este endulzante no tiene calorías y no afecta la glucosa en la sangre en los diabéticos, y lo mejor de todo que no es sintética, sino que viene de una planta dulce llamada "Stevia". El licuado de vegetales con fruta lo puedes preparar y guardar hasta para dos días, pero si eres diabético y lo quieres guardar por esos dos días, no debes ponerle fruta. Si deseas que tu licuado tenga fruta, lo deberás preparar cada día para que no se concentren los niveles de azúcar.

La razón por la que hay que rotar los vegetales, es para no aburrirse del sabor, pero sobre todo, para aprovechar lo nutrientes de todos. Algunos vegetales tienen ciertas vitaminas y otros tienen otro tipo de vitamina y/o minerales, por eso rotándolos, obtendremos todo tipo de vitaminas y minerales que el cuerpo necesita. Además, entre más rotes tus alimentos, incluyendo frutas y vegetales, menos sufrirás de alergias y más fortalecerás tu sistema inmunológi co. Las personas que comen siempre lo mismo, estresan más el sistema inmunológico y con ello, desatan alergias alimenticias. Así que debes rotar cada tercer día tus alimentos, especialmente las frutas y los vegetales.

LAS SIGUIENTES COMBINACIONES DE VEGETALES TE PUEDEN DAR IDEAS DE QUE PONER EN TUS LICUADOS:

* ZANAHORIA, PERA, PEREJIL
* "KALE", MANZANA, JENJIBRE ("GINGER"), PEPINO
* APIO, PERA, PEREJIL, HOJAS DE BETABEL
* CALABACITAS, PEPINO, MANZANA, HOJAS DE ACELGAS ("CHARD")
* ACELGAS (chard), ESPINACAS, JITOMATE, HOJAS DE BETABEL
* PEREJIL, ZANAHORIA, JENJIBRE (ginger), LIMÓN, BERROS (watercress)
* NOPAL, APIO, PEREJIL, PEPINO
* PIÑA, TORONJA, APIO, NOPAL (piña y toronja evitar si sufres de gastritis o reflujo)
* BANANA, PERA, PROTEÍNA EN POLVO, KALE

- BANANA, FRESAS, PROTEÍNA EN POLVO, ESPINACAS
- AGUACATE, HIELO, LECHE DESCREMADA O LECHE DE SOYA
- JITOMATE, ESPINACAS, PEREJIL, APIO, ZANAHORIA, BETABEL, BERROS, LIMON -V8

EL FAMOSO LICUADO DE CALCIO:

Si escuchas mi show de radio, lo más seguro es que hoyas escuchado hablar del licuado de calcio. Si no, aquí te lo explico.

El calcio no solo ayuda a mantener el sistema óseo sano, sino también es vital para el sistema nervioso central y para los músculos. La forma más fácil de absorber el calcio, es a través de los alimentos.

Los licuados de vegetales con fruta mencionados justo antes de esta sección, tienen aproximadamente 300mg de calcio además de otras vitaminas y minerales. Pero el licuado que te voy a recomendar tomar todos los días, proporciona alrededor de 500mg de calcio. Esto es fabuloso, ya que el cuerpo requiere entre 1,200-1,500mg de calcio todos los días. Si tomas un licuado de vegetales con fruta todos los días, y el siguiente licuado de calcio, estas proporcionando alrededor de 800mg de calcio de la mejor fuente, calcio procedente de alimentos. De esta forma, solo vas a necesitar una dosis de calcio en forma de suplemento. Los dos tipos de calcio en forma de suplemento que más recomiendan la ciencia de la nutrición, es el calcio procedente de las frutas cítricas y el calcio procedente de las algas marinas. La mejor hora del día para tomar tu suplemento de calcio es con la cena o antes de dormir.

LICUADO DE CALCIO:

8oz de YOGURT LIQUIDO conocido en el supermercado con el nombre de "KEFIR" (lo encuentras en la sección de yogures, pero este viene en botella). En tu licuadora agregas el yogurt, ½ taza de "berries" mixtas frescas o congeladas (fresas, frambuesas, grosellas etc...), 1 cucharadita de semilla de ajonjolí o sésamo, 1 cucharadita de semilla de chía, 1 dátil y si deseas 1 sobrecito del endulzante "Stevia". Además del calcio y proteína que está obteniendo, este licuado está cargado de fibra, antioxidantes, ácidos grasos y es bajo en calorías. Su sabor, tan delicioso, que pareciera como si estuviera pecando, pero no.

LAS PREGUNTAS MÁS FRECUENTES DE MIS RADIOESCUCHAS

Enfermedades GASTROINTESTINALES: Desde gastritis, flatulencia, estreñimiento, reflujo gastroesofágico, ulceras, movimiento intestinal irritable, hernia hiatal, hasta colitis, y diverticulitis son las preguntas que más hacen mis radioescuchas en la radio y en eventos o seminarios. La buena noticia en referencia a estas condiciones tan terribles es que, con nutrición, todas se curan y se previenen. Es el mismo tratamiento: Evitar alimentos irritantes como chile, especias, comida frita, chocolate, productos lácteos, cafeína, nicotina, bebidas alcohólicas, soda o bebidas gaseosas, pan o cereales de trigo, cítricos (excepto limón) y frutas acidas incluyendo ciertos vegetales como jitomate procesado o cocido, alimentos a base de jitomate "kétchup" pizza, etc..., (jitomate fresco está bien consumirlo moderadamente).

Hay que evitar malpasarse o comer solo una o dos veces al día; es vital respetar los horarios de comida (4 mini-comidas y 1 bocadillo entre desayuno y almuerzo), las comidas grandes, grasosas y sin valor nutritivo, son las causantes de que aun tomando medicamentos para estas enfermedades, no sanes. También hay que evitar cenar muy noche, lo ideal es comer la última comida 3 horas antes de acotarse o dormir. Durante el proceso de sanación, es recomendable evitar los crucíferos crudos y en ocasiones hasta cocinados, ya que estos son más difíciles de digerir y hay personas que no tienen las enzimas digestivas para hacerlo. Los crucíferos son el brócoli, coliflor, coles de Bruselas y repollo. El "Kale" es un crucífero, sin embargo, este vegetal es sumamente fácil de digerir. Las semillas de linaza, chía, sésamo etc..., es recomendable comprarlas enteras para obtener más su valor nutritivo, pero hay que molerlas en seco por separado y luego una vez molidas, se agregan al licuado o a la sopa. Esto es para que ninguna semilla se pegue en ninguna parte del intestino, infectándolo o causando más problemas a quienes ya padecen de inflamación del colon.

Los suplementos que todas las personas enfermas o sanas podemos tomar para el aparato digestivo son: Bromelain de 500mg 1, 2 o 3 veces al día, dependiendo de qué tan grave sea el problema o la enfermedad del aparato diges tivo. También hay que tomar pro-bióticos (acidophilus, lactobacilus, bifidubacteria, etc...,). Depende que tan severa sea la condición gastrointestinal, es la potencia del suplemento que debes tomar. Quienes tienen enfermedades graves del aparato digestivo en las que ni la medicina les está ayudando, pueden darse un tratamiento de 7 días del pro-biótico de 200 billones de potencia. Este se toma todos los días, siguiendo las instrucciones de la caja. Después de los 7 días, hay que continuar con el tratamiento tomando el pro-biótico, de 5-10 billones de potencia, 3 veces al día.

Aquellas personas que tienen enfermedades gastrointestinales crónicas, pueden tomar el pro-biótico de 50 billones de potencia 2 o 3 veces al día, pero solo por 4 o 6 semanas. Después de ese tratamiento, hay que continuar tomando los pro-bióticos en dosis básicas para dar mantenimiento a la flora intestinal. El pro-biótico básico debe tener entre 5-10 billones de prebióticos.

ESTANCAMIENTO EN LA PERDIDA DE PESO

Esta es otra pregunta muy común que recibo durante mi show y cada vez que me presento en alguna librería Barnes and Noble. ¿Porque ya no puedo bajar de peso? El estan camiento en la pérdida de peso también conocido como "estado de platou" puede ser causado porque no descansas entre meta y meta. Lo ideal es no traumar al metabolismo. Para lograrlo, se recomienda que primero bajes las primeras 10 libras en un plazo de 6 semanas, o 15 libras en un plazo de 2 o 3 meses. Una vez bajando todo este peso, debes enfocarte NO a seguir bajando de peso sino en mantener ese nuevo peso por lo menos por 4-6 semanas. Después, modificas de nuevo tu alimentación y la intensidad o duración del ejercicio para continuar en tu meta de bajar de nuevo otras 10 o 15 libras.

Otra de las razones por las que ocurre el estancamiento en la pérdida de peso es porque, sin darte cuenta, una vez que bajaste bastantes libras de peso, te sientes más cómodo(a) comiendo un poquito de esto aquí, otro poquito de esto acá durante el día, o con más frecuencia que cuando te propusiste bajar de peso con nutrición. Entonces, vigila el auto-sabotaje que puede ocurrir diciendo: "al fin y al cabo hago ejercicio", porque eso es común pero falso. El ejercicio no es el que determina el peso corporal, sino lo que comes.

Una manera fácil de romper con el estado de estancamiento es, cambiar tu rutina de ejercicio para confundirlo, porque una vez que tu sesión de ejercicio se siente fácil, es porque ya es fácil para tu cuerpo; entonces, esta es la señal de tu cuerpo de que es tiempo de cambiar de rutina o agregar más intensidad o duración a tus sesiones de entrenamiento. También, si usas caminadoras o elípticas para hacer ejercicio, inicia tu sesión de ejercicio de una forma opuesta, y en lugar de caminar hacia delante, camina hacia atrás, esto también ayuda a romper con el estancamiento, o simplemente descansa por una semana y retoma tu rutina con más energía.

Si es necesario, aprende a contar las calorías de lo que comes. No es tan difícil como suena, sobre todo si tú cocinas lo que consumes. Si comes en la calle, va a ser difícil que logres seguir bajando de peso o que aprendas a contar calorías. Muchos restaurantes mienten en el contenido calórico de sus alimentos y por lo general, la mayoría de comida que venden fuera y que tú no cocinaste, tiene doble o triple de calorías, de grasa, sodio, azúcar y aditivos de lo que tendría tu comida si tú cocinaras. Bien importante, para ver mayor resultado en tu sesión de ejercicio, recuerda integrar ejercicio de resistencia o con más intensidad, combinado con ejercicio cardiovascular. Por ejemplo, por cada 3 minutos de ejercicio cardiovascular (caminar 100 pasos por minuto), integra 1 minuto de ejercicio intenso como correr rápido ("sprints"), o simplemente integra re sistencia (sentadillas, abdominales, desplantes), etc...

ORGÁNICO

Otra de las preguntas interesantes, aunque no muy comunes es:

¿Qué significa el término "orgánico"? Todas las vitaminas son orgánicas y los minerales son inorgánicos, esto es porque las vitaminas contienen carbón y los minerales no contienen carbón. Sin embargo, el término "orgánico", también significa que los alimentos o suplementos están libres de pesticidas y herbicidas.

ANSIEDAD Y HAMBRE NOCTURNA

Esta pregunta es súper común y aquellos que aún no comen de manera saludable, padecen más de ansiedad y hambre nocturna que los que ya empezaron a nutrirse. Los que aún no comen sano, tienen hábitos alimenticios totalmente insanos como en lugar de desayunar, solo toman café y a veces un pan dulce. Acostumbran comer solamente 2 veces al día. Lo que comen no está balanceado y ya sea que abusan de la proteína o abusan de los carbohidratos. Otros abusan de todo incluyendo la grasa saturada. Entonces, ¿que debes hacer? Modificar tu estilo de vida alimenticio y empezar a respetar las reglas del cuerpo. Si obedeces a tu metabolismo, este será súper agradecido.

En cuanto a los que ya empiezan a nutrirse y comer a sus horas, la razón por la que aun estén padeciendo de ataques de ansiedad y hambre nocturna, podría ser porque: Quizás aún no aprenden a comer balanceadamente proteína vs carbohidratos. La falta de proteína conlleva a ansiedad y hambre de noche. La desintoxicación podría confundirse con ansiedad, así que paciencia y hay que utilizar mi plan de nutrición para asegurar estar consumiendo suficiente proteína y los carbohidratos adecuados en las cantidades adecuadas. El plan de nutrición lo puedes obtener gratuitamente de mi página de internet bilingüe: www.curvaspeligrosas.net

EL MEJOR EJERCICIO DE TODOS

Muchas personas me preguntan que cual es el mejor ejercicio de todos, y la respuesta es muy sencilla. El mejor ejer

cicio de todos es..., el que tú elijas. El ejercicio que tú hagas y el que te guste. Si haces el ejercicio insano que hacen
los atletas, en primer lugar corres el riesgo de lastimarte y
segundo quizás no podrás porque probablemente no estés
aun en forma de hacer ese tipo de ejercicio. Si solo sales a
caminar y antes ni eso hacías, ese es el mejor ejercicio para
ti. Si eliges hacer algún tipo de ejercicio que te guste, ansiosamente estarás esperando la hora para hacerlo, ese será
el mejor ejercicio del mundo "para ti". Para saber qué tipo
de ejercicio te va a gustar, pruébalos todos. Sal a caminar,
corre, nada, ve al gimnasio, corre en la playa, baila zumba,
salsa o merengue..., lo que te guste, cómprate una caminadora, pesas o una elíptica, juega baloncesto, futbol o cualquier deporte que tengas en mente. Descubrirás lo fabuloso que es hacer ejercicio.

DETALLES DEL METABOLISMO:

Al tardar de 2 a 3 horas para desayunar, haces que se ap-
ague el metabolismo. Todos necesitamos desayunar al le-
vantarnos dentro de la primera hora e integrar algún tipo
de proteína vegetal o proteína animal, porque si las proteínas no entran por la boca, el cuerpo se "auto-devora". Esto

causa que el cuerpo funcione más lento y hasta con dolor.

En las personas con el metabolismo lento, sus manos son más frías. Todos despertamos con el metabolismo lento y las manos más frías, pero si el desayuno tiene más de 15 gramos de proteínas, el motor del cuerpo se acelera, y los alimentos se transforman en calor en vez de ser almacenados (lo cual causa que el cuerpo engorde), y la temperatura del cuerpo se eleva en lugar de estar frío.

Si tus manos están frías al despertar es normal, pero si después de desayunar 10 o 15 gramos de proteínas se calientan, tu metabolismo esta normal. Si aun desayunando siguen frías, deberías ir al doctor (hombres y mujeres) y pedir que te revisen tu tiroides, el azúcar de la sangre, el páncreas, y las hormonas estrógeno, progesterona y testosterona.

DETALLES DE LA TEORÍA DEL METABOLISMO Y TU TIPO DE SANGRE:

Ahora, hay que entender las discrepancias de la teoría de

comer de acuerdo a tu tipo de sangre o a tu tipo de metabolismo.

En mi libro Cuerpazo a Cualquier Edad, cubro el tema de cómo saber qué tipo de metabolismo tienes. Sin embargo, el metabolismo de proteína corresponde más al tipo de sangre "O" positivo o negativo, es igual. El metabolismo mixto corresponde más a la sangre tipo B, mientras el metabolismo de carbohidratos corresponde a la sangre tipo A. Las personas con el tipo de sangre menos común AB, tienden a tener metabolismo mixto pero más inclinado al de carbohidratos porque predomina la sangre tipo A.

Estas son las razones por las que hay personas que pueden vivir saludablemente siendo vegetariana, mientras otras no. Por la misma razón algunas personas que desayunan solo 10 gramos de proteína y más carbohidratos puedes funcionar, mientras que otros necesitamos hasta 20 gramos de proteína 4 veces al día. Hay personas (metabolismo mixto) que no funcionan sin pan o tortilla pero que también necesitan 15 o 20 gramos de proteína (metabolismo mixto), misma razón por lo que algunas personas no necesitan en cada comida pan o tortilla pero si 20 o más gramos de proteína y vegetales (metabolismo de proteína).

En conclusión: lo importante es que conozcas tu tipo de sangre y las necesidades de tu cuerpo. Esto se logra, probando esta teoría y escuchando tu cuerpo. No porque tu metabolismo sea de proteína quiere decir que solo debas comer pura proteína, sino significa que no te puede faltar la proteína en cada comida. Mujeres con metabolismo de proteína necesitamos alrededor de 80 gramos de proteína dividida en 4 comidas, pero también es viral en cada organismo sin importar el tipo de sangre, la fruta y los vegetales. En cuestión de los granos y almidones, personas con metabolismo de proteína a diferencia de otros, deben evitar este tipo de alimentos en porciones grandes.

Otro ejemplo: no porque tengas metabolismo de carbohidratos quiere decir que no necesitas proteína, más bien quiere decir que en cada comida debes consumir carbohidratos..., pero carbohidratos saludables y enteros. Por ejemplo, en cada comida debes consumir alimentos de grano entero con vegetales. En cuestión de la proteína, con 10 gramos es suficiente, especialmente si es proteína vegetal encontrada en la leguminosa combinada con alimentos de grano entero o semillas como el arroz integral.

En cuanto a las personas con metabolismo mixto, estas

necesitan cualquier tipo de proteína, acompañada con carbohidratos. Estas personas no se sienten bien si no comen poquito de todo.

Recuerda que todo es teoría, y toda teoría siempre va a tener excepciones. Por eso, escucha cuando tu cuerpo se comunica contigo a través del bienestar o el malestar.

ESTANCAMIENTO EN LA PÉRDIDA DE PESO

Esta es otra pregunta muy común que recibo durante mi show y cada vez que me presento en alguna librería Barnes and Noble. ¿Porque ya no puedo bajar de peso? El estancamiento en la pérdida de peso también conocido como estado de "plateau" puede ser causado porque no descansas entre meta y meta. Lo ideal es no traumar al metabolismo. Para lograrlo, se recomienda que primero bajes las primeras 10 libras en un plazo de 6 semanas, o 15 libras en un plazo de 2 o 3 meses. Una vez bajando todo este peso, debes enfocarte NO a seguir bajando de peso sino en mantener ese nuevo peso por lo menos por 4-6 semanas. Después, modificas de nuevo tu alimentación y la intensidad o duración del ejercicio para continuar en tu meta de bajar de nuevo otras 10 o 15 libras.

Otra de las razones por las que ocurre el estancamiento en la pérdida de peso es porque, sin darte cuenta, una vez que bajaste bastantes libras de peso, te sientes más cómodo(a) comiendo un poquito de esto aquí, otro poquito de esto acá durante el día, o con más frecuencia que cuando te propusiste bajar de peso con nutrición. Entonces, vigila el autosabotaje que puede ocurrir diciendo: "al fin y al cabo hago ejercicio", porque eso es común pero falso. El ejercicio no es el que determina el peso corporal, sino lo que comes.

Una manera fácil de romper con el estado de estancamiento es, cambiar tu rutina de ejercicio para confundirlo, porque una vez que tu sesión de ejercicio se siente fácil, es porque ya es fácil para tu cuerpo; entonces, esta es la señal de tu cuerpo de que es tiempo de cambiar de rutina o agregar más intensidad o duración a tus sesiones de entrenamiento. También, si usas caminadoras o elípticas para hacer ejercicio, inicia tu sesión de ejercicio de una forma opuesta, y en lugar de caminar hacia delante, camina hacia atrás, esto también ayuda a romper con el estancamiento, o simplemente descansa por una semana y retoma tu rutina con más energía.

Si es necesario, aprende a contar las calorías de lo que

comes. No es tan difícil como suena, sobre todo si tú cocinas lo que consumes. Si comes en la calle, va a ser difícil que logres seguir bajando de peso o que aprendas a contar calorías. Muchos restaurantes mienten en el contenido calórico de sus alimentos y por lo general, la mayoría de comida que venden fuera y que tú no cocinaste, tiene doble o triple de calorías, de grasa, sodio, azúcar y aditivos de lo que tendría tu comida si tú cocinaras. Bien importante, para ver mayor resultado en tu sesión de ejercicio, recuerda integrar ejercicio de resistencia o con más intensidad, combinado con ejercicio cardiovascular. Por ejemplo, por cada 3 minutos de ejercicio cardiovascular (caminar 100 pasos por minuto), integra 1 minuto de ejercicio intenso como correr rápido (sprints), o simplemente integra resistencia (sentadillas, abdominales, desplantes), etc...

ORGÁNICO

Otra de las preguntas interesantes, aunque no muy comunes es:

¿Qué significa el término "orgánico"? Todas las vitaminas son orgánicas y los minerales son inorgánicos, esto es porque las vitaminas contienen carbón y los minerales no contienen carbón. Sin embargo, el término "orgánico", tam bién significa que los alimentos o suplementos están libres de pesticidas y herbicidas.

ANSIEDAD Y HAMBRE DE NOCHE

Esta pregunta es súper común y aquellos que aún no comen sano, la padecen más que los que ya empezaron a nutrirse. Los que aún no comen sano, tienen hábitos alimenticios totalmente insanos como en lugar de desayunar, solo toman café y a veces un pan dulce. Acostumbran comer solamente 2 veces al día. Lo que comen no está balanceado y ya sea que abusan de la proteína o abusan de los carbohidratos. Otros abusan de todo incluyendo la grasa saturada. Entonces, ¿que debes hacer? Modificar tu estilo de vida alimenticio y empezar a respetar las reglas del cuerpo. Si obedeces a tu metabolismo, este será súper agradecido.

En cuanto a los que ya empiezan a nutrirse y comer a sus horas, la razón por la que aun estén padeciendo de ataques de ansiedad y hambre nocturna, podría ser porque: Quizás aún no aprenden a comer balanceadamente proteína vs carbohidratos. La falta de proteína conlleva a ansiedad y hambre de noche. La desintoxicación podría confundirse con ansiedad, así que paciencia y hay que utilizar mi plan de nutrición para asegurar estar consumiendo suficiente proteína y los carbohidratos adecuados en las cantidades adecuadas. El plan de nutrición lo puedes obtener gratuitamente de mi página de internet bilingüe: www.curvaspeligrosas.net

EL MEJOR EJERCICIO DE TODOS

Muchas personas me preguntan que cual es el mejor ejercicio de todos, y la respuesta es muy sencilla. El mejor ejercicio de todos es..., el que tú elijas. El ejercicio que tú hagas y el que te guste. Si haces el ejercicio insano que hacen los atletas, en primer lugar corres el riesgo de lastimarte y segundo quizás no podrás porque probablemente no estés aun en forma de hacer ese tipo de ejercicio. Si solo sales a caminar y antes ni eso hacías, ese es el mejor ejercicio para ti. Si eliges hacer algún tipo de ejercicio que te guste, ansiosamente estarás esperando la hora para hacerlo, ese será el mejor ejercicio del mundo "para ti". Para saber qué tipo de ejercicio te va a gustar, pruébalos todos. Sal a caminar, corre, nada, ve al gimnasio, corre en la playa, baila zumba, salsa o merengue..., lo que te guste, cómprate una caminadora, pesas o una elíptica, juega baloncesto, futbol o cual quier deporte que tengas en mente. Descubrirás lo fabuloso que es hacer ejercicio.

QUE VITAMINAS TOMAR PARA DIFERENTES ENFERMEDADES

Esta es la sección con una respuesta más compleja a tantas preguntas que me hacen todos los días en el show o cuando salgo a eventos. Además de la nutrición, me preguntan mis radioescuchas, ¿qué suplementos o vitaminas puedo tomar para mi condición?

Aquí enlisto un grupo de vitaminas y suplementos que puedes encontrar en las tiendas de vitaminas en tu ciudad o con mi patrocinador Balance Factor.

ALPHA LIPOIC ACID

Uno de los beneficios más conocidos del Alpha Lipoic Acid (ácido alfa lipoico) es su capacidad antioxidante y se considera de agua y de grasa soluble por eso se le conoce como el 'antioxidante universal' y que pueda llegar a muchos órganos y tejidos. Además, puede regular por si solo los niveles de vitaminas C y E del cuerpo. En algunos países de Europa se utiliza como medicamento para la diabetes y para la obesidad. Aunque los beneficios del ácido Alfa Lipoico van más allá de la diabetes y la obesidad porque también se ha utilizado por muchos años para reducir problemas cardiovasculares como la alta presión. Puede proteger en contra de cataratas, mejora la función visual en personas con glaucoma, reduce el daño cerebral después de un infarto, ayuda a prevenir la pérdida de masa ósea conocida como densidad ósea y tiene efectos Anti-inflamatorios. Ayuda a eliminar metales tóxicos del cuerpo, mejora la apariencia de la piel y reduce el dolor de migraña.

GRAPE SEED EXTRACT, (EXTRACTO DE SEMILLA DE UVA)

Es un potente antioxidante que protege a las células del cuerpo de los daños de los radicales libres, los radicales libres son como los terroristas del cuerpo que atacan las células, las dividen antes de tiempo y con ello mueren con rapidez antes de que el cuerpo haya podido formar nuevas células y como resultado, aparecen las enfermedades degenerativos incluyendo el cáncer, la vejez prematura y la muerte.

Por miles de años se ha utilizado en Europa para tratar enfermedades circulatorias como alto colesterol, venas varicosas, celulitis, inflamación del tejido, manos, pies, cara y ojos.

NOTA: Personas alérgicas a las uvas deben evitar su consumo y no es recomendado para niños o mujeres embarazadas o lactando.

LYCOPENE (LICOPENO)

El licopeno es un carotenoides antioxidante que ayuda a prevenir o reducir los riesgos de desarrollar diferentes tipos de cáncer, especialmente cáncer de pulmón, de prósta ta, de estómago y de colon. También ayuda con problemas de inflamación de próstata, problemas cardiovasculares, de envejecimiento, problemas de degeneración macular, que es una de las causas principales de la ceguera en personas mayores de 65 años de edad.

NETTLES

También conocida como Ortiga, es una planta alta en clorofila y minerales. Ayuda a desintoxicar por su efecto diurético limpiando las vías urinarias y hasta piedras en los riñones, también por su clorofila alcaliniza la sangre y ayuda con enfermedades de próstata, pulmones, artritis, problemas reumáticos, gota y ayuda a eliminar los ácidos del cuerpo incluyendo el ácido metabólico. Puede ayudar a disminuir las hemorragias nasales y uterinas, al páncreas y al aparato digestivo.

SAW PALMETTO

El Saw Palmetto es una palma pequeña que usaban los indígenas norteamericanos como alimento nutricional para tratar la inflamación de la próstata, problemas testiculares, enfermedad urinaria y pérdida de apetito sexual. A la vez, puede ayudar a limpiar las vías respiratorias ya que es una planta anti-inflamatoria.

También se cree que puede prevenir la conversión de testosterona en dihidrotestosterona (DHT) el enemigo número uno de la próstata, virilidad y cabello del hombre. También puede reducir el agrandamiento y la inflamación de la próstata.

El Saw Palmetto contiene ácidos grasos (palmítico, esteárico, caproico, oleico, etc...) fito esteroles (beta-sitosterol, estigmasterol, cycloartenol, lupeol, entre otros) y también contiene taninos y resinas. Todos estos ayudan a mantener la próstata sana y en balance.

BLACK COHOSH (COSHER)

La planta conocida como Black Cohosh contiene propiedades que ayudan con los síntomas de la menopausia. El Black Cohosh o Cimícifuga Racemosa, es una planta originaria de Estados Unidos y Canadá, que se ha utilizado para crear medicina para la menopausia.

El Black Cohosh, además de ayudar a calmar los síntomas

de la menopausia, ayuda a mantener el balance hormonal de todo el cuerpo y al unirse a los receptores de estrógeno del cuerpo, reduce los calores nocturnos, alivia los espasmos musculares premenstruales y menstruales y mejora el apetito sexual.

Aunque el Black Cohosh no tiene efectos tóxicos para el organismo, se recomienda no consumir esta planta en forma continua por más de 6 meses.

MILK THISTLE

El milk thistle conocido también como Cardo Mariano y Silybum marianum, es una planta originaria de Europa que contiene un grupo de flavonoides llamados silimarina. Este antioxidante puede ayudar a tratar la cirrosis y la mayoría de problemas del hígado incluyendo inflación y quistes del mismo. Se cree que también puede ayudar a controlar el índice glicémico en personas con cirrosis, diabetes, alto colesterol y hepatitis.

Precauciones: Aunque el Milk Thistle es seguro para la mayoría de personas, algunos de sus efectos secundarios podrían causar nauseas, indigestión, gases y diarrea. Si eso ocurre, se puede reducir la dosis por mitad o descontinuar. Se debe tomar 2 horas antes o después de cualquier medicamento.

GLUCOSAMINA AND CHONDROITIN

Es un nutriente que se encuentra en forma abundante en el cuerpo humano, su molécula está integrada por la combinación de un azúcar (glucosa) y un amino proveniente de la glutamina. La GLUCOSAMINA ayuda a formar uñas, tendones, piel, ojos, huesos, ligamentos, cartílagos y válvulas del corazón. Es una sustancia que el cuerpo produce de una forma natural pero que con la edad, al igual que muchas funciones del cuerpo, disminuye causando problemas especialmente en las articulaciones. Bajos niveles de glucosamina causan degeneración del cartílago y con ello Osteoartritis.

Esta enfermedad es dos veces más común en las mujeres que en los hombres y afecta principalmente a rodillas, cadera, espina dorsal, dedos y en general todas las articulaciones.

CHONDROITIN (SULFATO DE CONDROITINA) es parte de una molécula de proteína encargada de la elasticidad del cartílago. Ayuda a disminuir los síntomas de dolor, movilidad e inflamación a personas con Osteoartritis. Para mayores resultados debe tomarse con Glucosamina y MSM.

MSM

El MSM Methyl-Sulfonil-Methane (metano sulfonil metílico) es un compuesto que contiene sulfuro (azufre) y que el cuerpo necesita para mantener el cartílago en balance y funciones inmunológicas. Tomarlo en forma de suplemento ayuda con los síntomas de la mayoría de los diferentes tipos de artritis, osteoartritis, alergias nasales, y problemas de la piel, uñas, y cabello. Ayuda a promover la formación y reparación del cartílago.

SPIRULINA ORGANICA

La Spirulina es un tipo de alga azul verde que contiene diez veces más beta carotenos que las zanahorias y es alta en nutrientes como aminoácidos, antioxidantes, minerales como hierro y magnesio y vitaminas de complejo B. Todos estos nutrientes ayudan a proporcionar energía al cuerpo, forma y repara musculo, ayuda a mejorar la concentración en personas de todas las edades como niños de edad preescolar que sufren de problemas de aprendizaje e hiperactividad, adultos con estrés y ancianos con problemas de la memoria. La Spirulina también ayuda a mantener en balance las glándulas a adrenales y la tiroides y con ello el metabolismo se mantiene prendido proporcionando energía, vitalidad y balance al cuerpo.

VITEX (HORMONE BALANCE)

(SI SE TOMA CON EL BLACK COHOSH AYUDA A MUJERES EN LA MENOPAUSIA Y SI SE TOMA CON EL NETTLES AYUDA AL SISTEMA HORMONAL CON SINTOMAS DE PMS, QUISTES EN LOS SENOS Y OVARIOS, PERIODOS MENSTRUALES IRREGULARES).

El suplemento de Balance Factor "Hormone Balance" está compuesto de Complejo B, Ácido Fólico, Calcio, Magnesio, Selenio, Ginseng Siberiano, Extracto de Red Clover, Black Cohosh y Vitex extraído de la fruta y árbol del Chasteberry. Esta combinación de extractos de plantas, frutas y raíces ayuda con el balance del sistema hormonal de la mujer durante la pubertad, en la pre-menopausia o menopausia. Algunos de los síntomas relacionados con un desbalance hormonal: PMS, periodos irregulares, cólicos, irritabilidad, insomnio, quistes en los senos y ovarios, hemorragias uterinas, cambios de temperatura drásticos, sudores nocturnos y dolor esqueleto-muscular.

PROBIOTICS COMPLEX (PROBIOTICO)

(Lactobacillus Acidophilus, Bifidobacterium Bifidum y Bifidobacterium Lactis)

Ayudan a restablecer o reparar la flora intestinal. Mantienen limpios los intestinos grueso y delgado previniendo que se formen bacterias.

Los Lactobacillus Acidophilus tienen efecto pro-biótico en el organismo y ayudan a mantener el balance en la flora intestinal, además producen una sustancia llamada bacteriocinas, la cual actúa naturalmente eliminando a las bacterias nocivas (microorganismos) que afectan diariamente el funcionamiento intestinal.

Ayudan a prevenir el crecimiento de bacterias en el intestino y a reducir los trastornos digestivos como es el estreñimiento y la acumulación de aire o gases y dolor abdominal.

Ayudan a que los intestinos funcionen apropiadamente y disminuyendo los riesgos de indigestiones y reacciones alérgicas.

Ayudan a disminuir síntomas de enfermedades gastrointestinales como gastritis, ulceras, reflujo gastroesofágico y demás condiciones del aparato digestivo.

HYALURONIC ACID (ACIDO HIALURONICO)

El ácido hialurónico (HA) es una sustancia gelatinosa que nuestro cuerpo produce naturalmente especialmente en el tejido conectivo blando. También se encuentra en los fluidos de las articulaciones, cartílagos y en la piel. Cuando esta sustancia se disminuye, puede causar problemas de salud tales como la artrosis. El ácido hialurónico puede ayudar a personas que sufren de artritis o de envejecimiento prematuro facial. El ácido hialurónico es necesario para unir las fibras de colágeno y de elastina. TAMBIÉN es un componente del líquido sinovial que lubrica las cápsulas de las articulaciones. El cuerpo produce menos HA a medida que envejecemos, lo que contribuye a la flacidez de la piel, arrugas, y el deterioro de los cartílagos. Algunos alimentos contienen de forma natural este ácido y otros contienen nutri entes que estimulan su síntesis o sea la absorción. Beneficios para la osteoartritis: La osteoartritis es el desgaste de los cartílagos debido a lesiones o desgaste en general por la edad. Beneficios para la piel: En el tejido de la piel, el ácido hialurónico permite el transporte de nutrientes de la sangre a las células de la piel; la hidrata, y la lubrica, con ello protege contra los daños de los radicales libres que atacan la piel. Beneficios del suplemento oral: Los suplementos orales de ácido hialurónico ayudan a mejorar la salud de la piel, incluyendo acné.

COLLAGEN (COLÁGENO)

El colágeno no puede ser absorbido directamente a través de la piel, por ello la producción de la proteína debe ser estimulada por procesos en el cuerpo o en combinación con otros ingredientes; el colágeno es uno de los tipos de proteínas más complejas que existen naturalmente en el cuerpo; y cuando somos jóvenes, el cuerpo produce colágeno abundantemente dando con ello soporte a los órganos internos, a la estructura ósea, articulaciones, tendones, ligamentos y tejidos de la piel.

Algunas de las señales más evidentes de la falta de la pro

teína de colágeno en nuestra piel son las arrugas, especialmente las arrugas prematuras.

Según estudios, el colágeno en forma de suplemento puede
ayudar a disminuir el dolor de las articulares o de la osteoartritis; además ayuda a fortalecer las uñas y los cabellos
débiles y quebradizos; es importante recordar que el colágeno no interrumpe el proceso de envejecimiento, pero
lo retrasa y de esta forma beneficia al tratamiento de la piel
manteniendo por más tiempo su elasticidad y ayudando a
lucir más joven por más tiempo.

JROYAL JELLY 500mg (JALEA REAL)

Algunos beneficios de la jalea real: tratamientos de la piel y
el cabello, ayuda a proveer energía por ser alta en algunas
vitaminas de complejo B, especialmente para las alergias
y el estrés. También es alta en ácido fólico, aminoácidos y
algunos minerales, entre ellos: hierro, calcio y zinc.

La royal jelly, o jalea real, es una especie de masa de con-
sistencia pegajosa de color amarillo claro, producida por
las abejas obreras jóvenes a través de glándulas que se en-
cuentran en su cabeza. Esta jalea es utilizada por las abejas
jóvenes para alimentar a la abeja reina durante toda su

vida.

La jalea real retrasa el proceso de envejecimiento en la piel, la hidrata, mejora su elasticidad y le aporta suavidad; también es fuente de energía, permite estimular el sistema nervioso central, mejora el proceso digestivo y ayuda a oxigenar el cerebro y con ello aumenta la producción de hemoglobina en la sangre y a la vez estimula la producción de glóbulos rojos para prevenir o mejorar la anemia.

La jalea real podría ayudar a mejorar el estado de ánimo durante periodos de estrés y fatiga, ayuda al sistema mejorando síntomas menstruales y de la menopausia como los calores, escalofríos y el insomnio.

La jalea real ayuda con problemas del cabello, digestivos, y alta presión. Es utilizada para regular la presión y ateroesclerosis por sus propiedades vasodilatadoras.

El trabajo o función de la vitamina D es ayudar en la absorción de minerales y la mineralización de hueso vital para la densidad ósea. Los suplementos de esta vitamina y calcio en las personas mayores, mejoran la densidad ósea y la pérdida de calcio previniendo fracturas de cadera y de los huesos grandes. La fractura de cadera es una de las causas más importantes de discapacidad y muerte en la población de adultos mayores. El tratamiento con suplementos permite que las personas tengan una mejor calidad de vida durante su vejez y a su vez mantiene su longevidad.

Bajos niveles de vitamina D también pueden estar ligados a enfermedades crónicas como el cáncer de seno, ovarios, colon y próstata, dolor crónico, debilidad, fatiga crónica, enfermedades autoinmunes como la esclerosis múltiple y la diabetes tipo 1, elevación de la presión arterial, enfermedades mentales como depresión y la esquizofrenia, enfermedades del corazón, artritis reumatoide, psoriasis, tuberculosis y enfermedad inflamatoria del intestino.

POR ESO ES VITAL HACERSE EXÁMENES DE VITAMINA D ANTES DE TOMAR MEDICINA PARA OTRAS ENFERMEDADES QUE QUIZÁS SEAN UN SÍNTOMA DE DEFICIENCIA DE VITAMINA D.

QUERCETIN WITH BROMELAIN (QUERCETINA CON BROMELINA)

La quercetina es un flavonoide procedente de una planta del mismo nombre. Los flavonoides son conocidos también como VITAMINA P y es el potente antioxidante que PELEA contra el cáncer y ENFERMEDADES cardiovasculares, actúa como un mensajero químico o regulador fisiológico del cuerpo, o sea físico y biológico. Algunos alimentos que contiene este flavonoide son la fruta cítrica y la cebolla. La bromelaina es una enzima digestiva anti inflamatoria procedente de la piña, y esta combinación de quercetina / bromelina actúa como un "antihistamínico natural" recomendado a personas con problemas relacionados con alergias extremas, inflamación de los senos nasales, congestión crónica, sinusitis, rinitis e infecciones respiratorias.

VITAMINAS DE COMPLEJO B

El funcionamiento de algunas de las vitaminas B es ayudar a extraer la energía de los carbohidratos y de la glucosa, para construir ácidos grasos (grasa buena) y para eliminar el nitrógeno (toxina) del cuerpo. Este tipo de vitamina de complejo B provee energía a todas las células del cuerpo, estimula la circulación, mantiene regulares los niveles de colesterol, ayuda al funcionar normalmente las células del sistema nervioso y del cerebro, de la piel y del tejido del sistema digestivo y metabólico. Reduce la fatiga, estrés, acné, síntoma de artritis y problemas anímicos incluyendo irritabilidad, ansiedad y depresión. Algunos de los síntomas de deficiencia de vitamina B-6 parte del complejo B son: debilidad muscular, nerviosismo, irritabilidad, depresión, fatiga, anemia, problemas de la piel, insomnio, hiperactividad, dermatitis, problemas de la vista, dolor de cabeza, mareos, inhabilidad para concentrarse, retención de líquidos, caspa, piel reseca, labios y lengua agrietados y problemas para metabolizar la proteína.

El Calcio y el **Magnesio** no solo ayudan a mantener un sistema esqueleto en balance, sino que ayuda al sistema muscular por igual. Estos minerales se consideran "minerales anti-estrés" porque son tranquilizantes naturales que ayudan a relajar el sistema esqueleto muscular, relajan los vasos sanguíneos, el aparato digestivo gastrointestinal y los espasmos arteriales coronales. Lo que reduce la absorción de estos minerales es la deficiencia de vitamina D, la mala alimentación, abuso del alcohol, abuso de medicamentos conocidos como anti-ácidos y la falta de ejercicio.

El potasio es otro mineral sumamente vital para el cuerpo humano. La deficiencia de potasio está relacionada con la fatiga, debilidad muscular, acné, piel reseca, insomnio, enfermedades gastrointestinales, dificultad para a metabolizar el azúcar (glucosa), alta presión, cambios drásticos del estado anímico, depresión y falla cardiaca (ataques al corazón).

El zinc, es vital para el funcionamiento del hígado y para mantener normales los niveles de vitamina A. Este mineral ayuda a desintoxicar la sangre y el hígado del alcohol. Una piel sana, forma nuevo colágeno, sana más fácilmente las heridas, mejora el acné, provee energía, ayuda al funcionamiento apropiado de los órganos sexuales masculinos, protege la próstata, los ojos, el cerebro, el sistema inmunológico, normaliza la actividad de insulina, actúa como un anti-inflamatorio natural y ayuda a mantener en balance acido-alcalino del tejido y la sangre.

La Coenzima Q-10 es una de vitaminas que protege los órganos principales del cuerpo como el cerebro y el corazón. Ayuda a transportar energía a todas las células del cuerpo pero en especial a la célula mitocondria (generador de electricidad y energía del cuerpo). Esta coenzima es un potente antioxidante que protege las células de la oxidación, fortalece el sistema inmunológico, prende el metabolismo, regula la presión arterial y da energía inmediata.

El suplemento conocido como **"Licorice"**, viene de una planta considerada antiinflamatoria, antiartrítica, antitóxica, antibiótica y quizás hasta anticancerígena. Previene el crecimiento de tumores, ayuda a las glándulas adrenales (estrés), en mujeres ayuda a aumentar el deseo sexual y protege el útero. En ambos hombres y mujeres previene la infertilidad, hepatitis, indigestión, nausea, estreñimiento, enfermedades respiratorias, incluyendo resfriados e influenza, ulceras, hemorroides, enfermedades de la piel y debilidad general.

L-Glutathione, este es considerado un purificador de la sangre, especialmente de toxinas y metales toxicas, del humo de cigarrillo, contaminación ambiental, nitritos y todo tipo de radicales libres que dañen y oxidan las células del cuerpo. También ayuda a fortalecer el sistema inmunológico y protege todas las células y membranas de cada uno de los sistemas del organismo.

L-Carnintine, este es un amino acido que ayuda a transportar la grasa de las células del cuerpo a través de la membrana mitocondria para llevarla a las células que fabrican la energía. Con esto quemas grasa al mismo tiempo que elevas los niveles de energía del cuerpo. Este aminoácido también ayuda al hígado a quemar (oxidar) la grasa más efectivamente y protege el cerebro y el corazón de enfermedades cardiovasculares.

L-Lysine, este aminoácido es recomendado para ayudar en la absorción de calcio, el crecimiento de los huesos, la producción de colágeno y para prevenir y tratar infecciones de herpes tipo 1 y herpes tipo 2.

VITAMINAS PARA PROTEGERNOS DE CÁNCER

Existen tres avenidas para defendernos en contra del cáncer:

1. Fortaleciendo el sistema inmunológico con vitamina C, E, A, Betacaroteno, zinc, copper, vitaminas de complejo B, Acido Folico, Riboflavin, pyrodoxine, y pantothenic acid.

2. Evitando y neutralizando o desharmoando los carcinógenos con la ayuda de las vitaminas C, A, Selenium, Methionine, y el amino acido L-Cysteine.

3. Previniendo el daño del ADN y el daño de la base de las células del cuerpo con la ayuda de las vitaminas A, C, E, Betacarotenos, zinc y magnesio.

Nota: Pero no solo es tomar antioxidantes en forma de suplementos, sino a través de todos los colores brillantes que encontramos en las frutas y vegetales; también, evitando dañar la base de la célula con enfermedades más atendidas crónicas. Comiendo lo más sanamente posible, evitando alimentos con químicos y aditivos, pesticidas, herbicidas, fertilizantes, hormonas, antibióticos, humo de cigarrillo, alcohol, grasa animal, tomando agua y haciendo ejerció.

RECUERDA EL OBJETIVO DE LA NUTRICIÓN:

Entre más sano comas, más rápido tu cuerpo sanara. Si comes sano a medias, veras resultados a medias. Entre más comas fuera o abuses de la comida rápida, más rápido te enfermaras. Aumenta el consumo de licuados de vegetales con fruta, ensaladas, leguminosa, claros de huevo, salmón, pollo, nueces, agua, vitaminas y minerales, y ejercicio. Disminuye los alimentos "modernos" procesados con químicos, productos lácteos (excepto kéfir -yogur líquido), y alimentos de procedencia animal. Garantizado que comprobarás que la nutrición funciona, sin importar que enfermedad padezcas. Si tu doctor te dice que no puedes comer algo que tú crees ser saludable, siempre pregunta, ¿por qué? Asegúrate de pedir la lista de los alimentos que si puedes consumir, y de esta lista, elige solo lo saludable.

PRECAUCIÓN: Antes de tomar cualquier vitamina o suplemento, consulta con tu médico.

Ya puedes conseguir la crema "Crazy Beauty" de Luz María Briseño directamente en My Balance Factor, puedes adquirirla yendo a - www.mybalancefactor.com

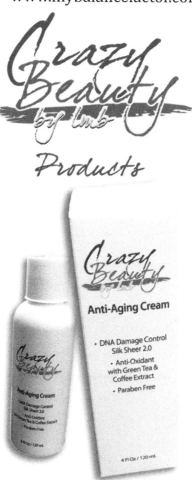

Si deseas imprimir mi Plan de Nutrición gratuitamente, visita mi página – www.curvaspeligrosas.net

Para ver videos de nutrición y ejercicio, visita mi canal en Tu Visión Canal yendo a – www.tuvisioncanal.com

AGRADECIMIENTO

A cada uno de mis radioescuchas y lectores les quiero agradecer por escuchar mi show, por ver mis videos en tuvisioncanal.com y por comprar mi crema "Crazy Beauty"; el nombre de esta crema fue idea de mi Armando. Cuando estábamos hablando de que nombre le quería poner a mi crema, porque desde hace mucho tiempo yo quería hacer mi propia crema. Mi Armando me sugirió que le pusiera un nombre que tuviera algo que ver conmigo o con mi personalidad. Entonces yo le pregunte, ¿qué nombre, loca? ("crazy") porque mi personalidad es ¡loca! y a eso me ve y me dice, ok., pero también estas bella, y nos reímos juntos. Luego repetí bella loca (crazy beauty) y dijo, si, crazy beauty.

Todos los días, tengo llamadas en mis shows de nutrición de personas de muchos estados incluyendo california que me dicen que me quieren mucho y que son mis fans número uno. Me halaga mucho escuchar eso, pero sobre todo me hace sentir que con mi show estoy haciendo la diferencia con nuestra comunidad en cuestión de salud y bienestar físico, mental y emocional, ya que la nutrición, el ejercicio y el pensar positivamente ayudan a mantener el cuerpo humano en balance.

Te doy mil gracias a ti mi querido radioescucha y lector, por tu cariño y tu confianza. Recuerda que solo tenemos un cuerpo y tenemos que cuidarlo y amarlo. También recuerda que somos lo que comemos, y si comes alimentos chatarra, te sentirás como chatarra, sin energía y con dolor físico y emocional.

Por último, recuerda que es vital cambiar el significado a los alimentos y a las reuniones sociales, porque el eje donde giran las enfermedades son los alimentos procesados y el sedentarismo.

LA NUTRICIÓN Y EL EJERCICIO son el eje donde gira el bienestar físico, mental y emocional.

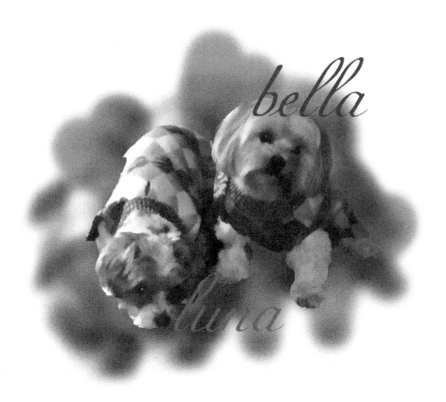

Bella y **L**una
Mis 2 perritas...
Amor Incondicional

CPSIA information can be obtained
at www.ICGtesting.com
Printed in the USA
BVOW05s2312050317
477460BV00013B/129/P